基本的知識と症例から学ぶ

がん緩和ケアの薬の使い方

アセスメント・処方提案の考え方が身につく

編集
岡本 禎晃　市立芦屋病院薬剤科
荒井 幸子　横浜市立大学附属病院薬剤部

じほう

執筆者一覧

● ● ●

【編　集】

岡本　禎晃　（市立芦屋病院薬剤科長）

荒井　幸子　（横浜市立大学附属病院薬剤部）

【執　筆（執筆順）】

宗像　千恵　（国際医療福祉大学薬学部 講師）

龍　　恵美　（長崎大学病院薬剤部）

千原　里美　（市立伊丹病院薬剤科）

大矢　浩之　（埼玉医科大学総合医療センター薬剤部）

藤本　英哲　（県立広島病院薬剤科）

佐野　元彦　（埼玉医科大学総合医療センター薬剤部）

岡本　禎晃　（市立芦屋病院薬剤科長）

久原　　幸　（株式会社メディカルシステムネットワーク 薬局事業本部 地域薬局事業部
　　　　　　　医療連携セクション部長）

佐々木理絵　（医療法人渓仁会 手稲渓仁会病院薬剤部 副部長）

国分　秀也　（東京薬科大学薬学実務実習教育センター 准教授）

村井　　扶　（株式会社由川メディカルサービス ソーク薬局）

横原　洋子　（九州大学病院薬剤部）

池末　裕明　（神戸市立医療センター中央市民病院薬剤部 副部長代行）

伊勢　雄也　（日本医科大学付属病院薬剤部）

宮部　貴識　（国立病院機構 大阪医療センター薬剤部）

所　　昭宏　（国立病院機構 近畿中央呼吸器センター心療内科 科長／支持・緩和療法チーム
　　　　　　　室長）

田中　育子　（市立芦屋病院薬剤科）

中嶋真一郎　（医療法人健仁会 アイル在宅医療クリニック・アイルすまいるクリニック）

矢野　琢也　（住友別子病院薬剤部 副科長）

嶽小原　恵　（淀川キリスト教病院薬剤部）

池永　昌之　（淀川キリスト教病院緩和医療内科 部長）

序

　近年，緩和ケア，緩和医療を取り巻く状況は大きく変わりつつある。1つは，在宅医療の推進である。在宅医療はがんに限ったことではないが，在宅緩和ケアという余命の限られた患者さんの在宅医療はそれ特有の問題がある。

　次に，新薬の登場である。本書にも記載しているが，ここ数年でオピオイドをはじめとする緩和ケアで使用する薬剤が多数発売になった。このことは治療の向上につながるが，一方では多くの医薬品の特徴を熟知し，使い分け，より早く，正確な症状緩和の均てん化が求められる。

　3つ目は薬剤師を取り巻く環境の変化である。病院においては，病棟薬剤業務実施加算の新設，がん患者指導管理料3の新設，緩和ケア診療加算の見直しなど，保険薬局においては薬局そのものの機能分化やかかりつけ薬局からかかりつけ薬剤師へのシフトなど，診療報酬に関わる変化が多くなっている。

　このようななかで，社会や診療報酬がどのように変化しようとも，緩和ケアにおいて薬剤師の役割は，早期の症状緩和，スピリチュアルペインへの対応，家族ケア，医療連携とブレることはない。これらのスキルをいち早く身につけて，高めることが必須である。

　しかし，スキルを身につけることは容易ではない。身近に適切な指導者がいる場合を除いては，多くの書籍を読まなければならない。緩和ケア関連の書籍は多く存在するが，医師が医師のために書いたものであったり，看護師向けのものであったりする。薬剤師向けの書籍の多くは，薬を薬理学的視点から解説したものが多い印象である。

　そこで本書のコンセプトは，処方提案のできる薬剤師になるために，症状や薬剤の解説とともに，経験豊富な著者陣が仮想症例を提示して読者に処方提案などを考えてもらい，可能なら同僚の方々とディスカッションができればと考えて作成した。薬の選択の根拠はエビデンスや薬理作用だけでなく，患者背景や家族背景などさまざまな要因がある。よって，実際に即した内容となるように著者一同工夫した。

　本書は現在，第一線で緩和ケアを実践している薬剤師の知識の整理や後進育成のためのテキストとして，また，これから緩和ケアを実践する薬剤師の手引きとして，さらには，緩和薬物療法認定薬剤師を目指す薬剤師にとっても有用なものとなるように編集した。内容は可能な限り最新の薬剤の情報と，ガイドラインの内容を盛り込んでいるが，日々進歩する医療のなかでは，常に最新の添付文書の確認や，新たに出版されたガイドラインを併用してご活用いただきたい。

　今後はさらに良いものに改訂したいと考えていることから，読者諸氏からの忌憚のないご意見を出版社へお寄せいただければ幸いである。

岡本　禎晃

荒井　幸子

目 次

● ● ●

知りたい図表がすぐわかる早見表 ··· 10

Lesson 1 : 軽度の痛みに対応する
宗像千恵，龍　恵美

鎮痛薬の開始にあたって ── 軽度の痛みのアセスメント ················· 12
症例 1　1週間ほど前から上腹部が痛い ··································· 13
非オピオイド鎮痛薬選択のポイント ··· 14
症例 2　心窩部に不快感，重苦しい痛みがある ························· 17
非オピオイド鎮痛薬の使い方 ── 副作用プロファイルと患者個々のリスクから ··· 18
症例 3　下腹部に軽度の痛みがある。過去に胃潰瘍の既往 ············· 19
症例 4　腎機能が低下しており浮腫も出現 ····························· 20
症例 5　腎機能低下患者。悪心が強く内服ができない ················· 21
症例 6　心窩部の鈍痛と軽度の腹部膨満感，さらに肝機能低下 ········· 24
非オピオイド鎮痛薬の使い方 ── 鎮痛効果の観点から ··················· 25
症例 7　第4腰椎周辺に痛みを感じる ································· 25
症例 8　腹部に持続痛があり体動時に増強。眠気が出る薬は困る ······· 26
　コラム　NSAIDsとアセトアミノフェン，どっちを選ぶ？
　　　　　── NSAIDsの心血管系障害をどう考慮するか ············· 28

Lesson 2 : オピオイドの導入と患者・家族への対応
千原里美

オピオイドについての一般的な認識 ··· 30
がん患者・家族への心理的配慮とコミュニケーション ····················· 32
服薬説明のポイント ··· 32
症例 1　オピオイドに対する誤解（患者本人） ························· 35
症例 2　オピオイドに対する誤解（家族） ····························· 36
オピオイドの副作用についての説明 ··· 37
症例 3　オピオイドによる悪心・嘔吐が心配 ··························· 38
症例 4　オピオイド開始により便秘の悪化が心配 ····················· 39
オピオイドの外来導入，痛みの自己評価の実践 ··························· 40
　コラム　医療者にもバリアがある ··· 43

Lesson 3 : オピオイドが必要な持続する痛みに対応する

大矢浩之，藤本英哲，佐野元彦（症例4：国分秀也）

持続痛の考え方 ……………………………………………………………… 44
がんの痛みの原因と治療 …………………………………………………… 44
鎮痛薬の分類と特徴 ………………………………………………………… 46
オピオイドによる副作用 …………………………………………………… 52
オピオイド開始前のチェックポイント …………………………………… 53
症例1　NSAIDsがだんだん効かなくなってきた ……………………… 53
オピオイドの用量調節 ……………………………………………………… 55
症例2　オピオイド開始後に便秘，悪心が出現。さらに痛みも強くなってきて ………… 55
オピオイドスイッチングのポイント ……………………………………… 58
症例3　オピオイドスイッチングの実際 ………………………………… 59
メサドンが適応となる場合と使用時の注意点 …………………………… 60
症例4　メサドンへのオピオイドスイッチングの実際 ………………… 61

Lesson 4 : 突出痛に対応する

岡本禎晃

突出痛の考え方 ……………………………………………………………… 64
レスキュー薬の分類と特徴 ………………………………………………… 65
症例1　リハビリや入浴時など体動時に痛みが出る …………………… 66
症例2　起床時に強い痛みを訴える ……………………………………… 68
症例3　食事と排便時に痛みを訴える …………………………………… 69
SAOのレスキュー薬としての投与量は？ ……………………………… 70
症例4　時間帯により痛みの程度が異なる。さらに眠気もある ……… 71
患者モニタリング ── レスキュー薬の服用タイミングと効果のアセスメント …… 73
外来でレスキュー薬を始めるときのポイント …………………………… 73
症例5　外来通院中に突出痛を訴える …………………………………… 74
病棟でのレスキュー薬の自己管理方法 …………………………………… 74
最後に押さえておきたいROOの製剤的特徴 …………………………… 75

Lesson 5 : オピオイドが効きにくい痛みに対応する

久原　幸，佐々木理絵

鎮痛補助薬の考え方 ………………………………………………………… 78

| **症例1** | 神経障害性疼痛が疑われる症例 | 80 |
| **症例2** | 抗がん薬治療中に生じた手指の痺れ | 81 |

鎮痛補助薬の特徴 82

鎮痛補助薬のモニタリング 82

症例3	NSAIDs＋オピオイドでもコントロールできない骨転移痛	82
症例4	オピオイド抵抗性の痛みで悪性腸腰筋症候群が疑われる	84
症例5	激しい腹痛と嘔吐を訴える	85

鎮痛補助薬の薬物相互作用，服薬指導のコツ 86

| **コラム** | NNTとNNH | 87 |
| **コラム** | ビスホスホネート製剤による顎骨壊死に注意 | 88 |

Lesson 6 : スペシャルポピュレーションに対応する

国分秀也

オピオイドの薬物動態を知ろう 90

腎機能障害患者への治療の実際 92

| **症例1** | Ccrが低いNSAIDs使用中の患者。痛みが強くなってきた | 92 |
| **症例2** | 血液透析時に痛みが出る | 93 |

肝機能障害患者への治療の実際 94

| **症例3** | 肝機能低下患者での投与量設計は？ | 94 |

腹水・胸水・浮腫を有する患者への対応 95

| **症例4** | 腹水貯留のある患者。腹部にピリピリした痛みが… | 95 |
| **症例5** | 利尿薬投与後も浮腫が改善しない | 96 |

Lesson 7 : 悪心・嘔吐に対応する

村井　扶

悪心・嘔吐とは 100

CTZへの刺激による悪心・嘔吐と薬の使い方 102

| **症例1** | 疼痛コントロールは良好だが，制吐薬の効果が不十分 | 103 |

消化管からの求心性神経を介した刺激の場合 105

| **症例2** | オピオイド開始後，食事により悪心・嘔吐が増強する | 105 |

前庭器への刺激の場合 107

| **症例3** | ベッドから体を起こすと悪心が発現する | 108 |

大脳皮質の刺激の場合 109

| **症例4** | 点滴のにおいや他の患者の点滴姿により誘発される悪心 | 109 |

| **コラム** | もっと進めたい薬剤師間の情報共有 | 111 |

Lesson 8 : 便秘に対応する

槇原洋子，池末裕明

便秘とは	112
便秘の原因	112
オピオイドによる便秘（オピオイド誘発性便秘症）	113
オピオイドによる便秘の対策	113
便秘の評価	114
下剤の分類と特徴	116
症例1　オピオイド開始前から便秘傾向の患者	117
症例2　悪心出現のため酸化マグネシウムを使えない患者	118
症例3　下剤を2種類服用中だが再び便秘気味に	120
排便コントロール困難例への対応	121
症例4　排便コントロール不良でオピオイドの継続が困難	122
腸閉塞への対応と薬剤の特徴	123
症例5　腸閉塞による腹部膨満感を訴えている	124
マグネシウム製剤の薬物相互作用に注意	125
症例6　高カリウム血症治療薬の効果が乏しい原因は？	125
コラム　オピオイド開始時に下剤の予防的投与は有用か？　J-RIGID studyの結果より	127

Lesson 9 : 全身倦怠感・食欲不振に対応する

伊勢雄也

がん患者の倦怠感の症状と原因	128
がん患者の食欲不振の原因	129
症例1　倦怠感・食欲不振が悪化	129
倦怠感の原因をアセスメントする	131
食欲不振の原因をアセスメントする	132
ステロイド投与のエビデンスと投与方法	132
がん終末期の栄養管理	132
症例2　ステロイド投与による口腔カンジダ症を発症した患者	134
ステロイドによる副作用と対処法	135
ステロイドの代替薬に何を選ぶか	136
コラム　緩和ケアチームにおける薬剤師の業務って何？	137

Lesson 10 せん妄に対応する

宮部貴識，所 昭宏

せん妄とは ··· 140
せん妄の発症因子と3つのタイプを知ろう ·························· 141
せん妄の診断と評価方法 ·· 142
症例1 モルヒネ増量後，チューブを外すなどの行動が出現 ········· 143
せん妄の治療と予防のポイント ······································· 144
症例2 ステロイド投与後に不眠。夜に落ち着きがなくなってきた··· 147
症例3 オピオイド使用中の若年患者。疼痛はコントロールされていたが··· 149
症例4 骨転移痛に対してオピオイド使用中。肺炎が疑われた症例 ········· 150
抗精神病薬による錐体外路症状に注意しよう ······················ 151
症例5 疼痛コントロールは良好。だが次第に落ち着かない様子が出現 ····· 153
コラム 評価が難しい低活動型せん妄 ····································· 155

Lesson 11 不安・抑うつに対応する

田中育子，中嶋真一郎

不安の概念 ··· 158
不安によって現れる症状 ·· 159
不安を引き起こす原因 ·· 159
不安への対応のポイント ·· 159
症例1 腫瘍の増大に伴う尿道閉塞，易出血，悪臭。不安が増している ········· 161
症例2 呼吸困難が強くなるにつれ不安が増強，焦燥感も出現 ········· 163
抑うつの概念 ··· 165
抑うつへの対応のポイント ·· 165
症例3 抗不安薬・抗うつ薬を服用中だが抑うつ・不安が増強。さらに不眠も ··········· 168
症例4 痛みと呼吸困難が強くなり入院。神経質な性格で不安が強いという患者 ·········· 170

Lesson 12 高カルシウム血症に対応する

矢野琢也

悪性腫瘍に伴う高Ca血症（HCM）とは ···························· 172
高Ca血症が起こるメカニズム ·· 172
高Ca血症による症状 ··· 173
HCMの分類と特徴 ··· 174

HCMのアセスメントのポイント ･･････････････････････････････ 175
高Ca血症の検査方法 ･･････････････････････････････････････ 175
HCMの治療方針 ･･･ 176
HCMに対する薬物療法 ･･･････････････････････････････････ 176
症例1 体調不良で入院。縦隔リンパ節腫大，溶骨病変あり ･･････････ 177
症例2 意識障害で救急搬送。傾眠傾向，脱水・腎機能低下あり ･･････ 179
コラム 高Ca血症治療薬に関する最近の話題 ･･･････････････････ 180

Lesson 13 : 苦痛緩和のための鎮静
嶽小原　恵，池永昌之

苦痛緩和のための鎮静とは ･･････････････････････････････････ 182
持続的深い鎮静と積極的安楽死の違い ･･･････････････････････ 183
どのような患者が鎮静の対象となるか ･･･････････････････････ 183
鎮静の意思決定はどのようにして行われるか ･･･････････････ 184
症例1 呼吸困難が強く，経口摂取量も低下している患者 ･････････ 185
鎮静の分類と選択のポイント ･･･････････････････････････････ 186
間欠的鎮静（intermittent sedation）に用いる薬剤の特徴 ･･･ 186
症例1のつづき ･･ 187
持続的鎮静とは ･･･ 188
鎮静開始後の評価とケア ･･･････････････････････････････････ 190
症例1のつづき ･･ 191
鎮静に関して知っておきたいその他のポイント ･･･････････ 192

索引 ･･･ 194

本書のご利用にあたって

　本書の記載内容が最新かつ正確であるよう最善の努力をしておりますが，診断・治療法，医薬品添付文書・インタビューフォーム等は最新の知見に基づき変更されることがあります。そのため，本書を利用される際は十分な注意を払われるようお願い申し上げます。

株式会社じほう

知りたい図表がすぐわかる早見表

Lesson1　軽度の痛みに対応する		ページ
表1	がんの痛みに使用される主なNSAIDsとアセトアミノフェンの特徴	14
表2	NSAIDsとアセトアミノフェンの特徴の違いと使い分け	15
図1	プロスタグランジン産生系とNSAIDsの作用機序	15
図2	主なNSAIDsのCOX-2選択性（IC_{50}におけるCOX-1/COX-2選択比）	16
図3	アセトアミノフェンの治療上有効な血中濃度	17
表3	NSAIDs潰瘍のリスク因子	18
表4	腎機能障害患者における鎮痛薬の推奨	20
表5	薬物性肝障害の作用機序による分類	23
図4	アセトアミノフェンによる濃度依存性肝障害の作用機序	23
Lesson2　オピオイドの導入と患者・家族への対応		
図1	オピオイドに対する意識	31
表1	Barriers Questionnaireにて抽出された「がん疼痛治療に対する懸念」	31
図2	「痛みとの付き合い方について」（患者への説明用パンフレット）	41
図3	「痛みとお薬の日記」（患者用の治療日記）	41
Lesson3　オピオイドが必要な持続する痛みに対応する		
表1	がん患者にみられる痛み	45
表2	痛みの神経学的分類	45
表3	がん疼痛治療の目標	46
図1	WHO方式三段階除痛ラダー	47
表4	WHO方式がん疼痛治療法の鎮痛薬リスト	47
表5	弱オピオイドの特徴	48
表6	強オピオイドの特徴	49
表7	オピオイド換算目安表	51
表8	製剤ごとのオピオイドスイッチングのタイミング	59
表9	メサドンとモルヒネの換算比	62
図2	メサドン投与後，定常状態に達するまでのメサドン血中濃度推移	62
表10	他のオピオイドからメサドンへの切り替え方法	63
Lesson4　突出痛に対応する		
表1	SAOとROOの特徴	65
図1	舌下投与のイメージ	68
図2	バッカル投与のイメージ	68
表2	オプソ®内服液の用法・用量	71
表3	オキノーム®散の用法・用量	71
表4	ナルラピド®錠の用法・用量	71
表5	オピオイド速放製剤の体内動態と作用発現時間	73
図3	アブストラル®舌下錠の製剤設計	76
図4	OraVescent製剤の最高血中濃度と最高血中濃度到達時間	76
Lesson5　オピオイドが効きにくい痛みに対応する		
図1	神経障害性疼痛の診断アルゴリズム	79
図2	鎮痛補助薬選択のフローチャート	79
表1	鎮痛補助薬の投与方法の目安（参考）	83
Lesson6　スペシャルポピュレーションに対応する		
図1	健常人および腎不全患者で比較したモルヒネとその代謝物の血中濃度推移	91
図2	血液透析時のオピオイドの予測血中濃度	94
図3	健常人および肝がん患者で比較した血中モルヒネ濃度	94
表1	進行がんにおける浮腫の原因	98
Lesson7　悪心・嘔吐に対応する		
表1	悪心・嘔吐の原因	101

図1	悪心・嘔吐の発現機序	101
表2	主な抗精神病薬の種類と受容体への親和性	103
表3	消化管運動亢進薬の比較	105
表4	悪心・嘔吐に用いられる抗ヒスタミン薬の比較	107
図2	力価と半減期によるベンゾジアゼピン系抗不安薬の位置づけ	109

Lesson8　便秘に対応する

図1	便秘が発現した際の対応フローチャート	114
表1	Constipation Assessment Scale（CAS）日本語版	115
図2	Bristol Stool Form Scale	115
表2	オピオイドによる便秘対策として使用される下剤	116

Lesson9　全身倦怠感・食欲不振に対応する

表1	二次的倦怠感の原因	129
表2	食欲不振の原因	129
図1	悪液質のステージ	131
図2	悪液質の評価法（Glasgow Prognostic Score）	131
表3	生命予後の評価に用いられる基準（Palliative Prognostic Index）	133
表4	ステロイドの副作用とその副作用対策例	136

Lesson10　せん妄に対応する

表1	せん妄の直接因子，準備因子，促進因子	141
表2	せん妄の臨床像	142
表3	可逆性せん妄と不可逆性せん妄	142
図1	Confusion Assessment Method（CAM）によるスクリーニング	142
表4	せん妄に用いられる抗精神病薬の特徴	145
表5	せん妄に用いられる抗精神病薬の処方例	146
表6	チームによるせん妄への介入	146
表7	進行がん患者におけるせん妄の原因（頻度順）	148
表8	せん妄の原因となる主な薬剤	148
表9	アカシジアを引き起こす可能性のある薬剤	152
表10	抗精神病薬の受容体親和性	152
表11	せん妄と認知症の鑑別	155
表12	低活動型せん妄とうつ病	156

Lesson11　不安・抑うつに対応する

表1	主なベンゾジアゼピン系抗不安薬の体内動態	160
表2	抑うつの症状	165
表3	抑うつの原因	165
表4	主な抗うつ薬の体内動態	167

Lesson12　高カルシウム血症に対応する

表1	高Ca血症でみられる主な症状	173
表2	CTCAE v4.0による高Ca血症の評価	173
表3	高Ca血症の悪循環	174
表4	利尿薬によるCa排泄の違い	177

Lesson13　苦痛緩和のための鎮静

表1	持続的深い鎮静と積極的安楽死の相違点	183
表2	苦痛緩和のための鎮静の対象になりうる苦痛	183
表3	持続的な鎮静薬の投与を行う要件	184
図1	苦痛緩和のための鎮静の分類	186
表4	鎮静薬の分類の定義	186
表5	持続的鎮静の2つの方法のメリットとデメリット	188
表6	Support Team Assessment Schedule（STAS）日本語版 症状版	189
表7	鎮静開始後の継続的な評価項目	190
表8	鎮静中の患者・家族へのケア	191

Lesson 1 軽度の痛みに対応する

これだけは押さえておこう

- がんによる痛みは患者の訴えだけで評価せずに，身体所見，画像検査，日常生活への影響なども含めて総合的に評価する。
- 軽度な侵害受容性疼痛の場合，鎮痛薬が使用されていなければNSAIDsかアセトアミノフェンの定時投与を開始する。
- 消化管障害，腎機能障害，血小板機能障害などが問題となる患者ではNSAIDsを避けてアセトアミノフェンを選択する。一方，重篤な肝機能障害の患者にはアセトアミノフェンを避ける。
- NSAIDsは抗炎症作用をもつが，アセトアミノフェンにはほぼないため，特に炎症が強い骨転移，皮膚転移，がんの軟部組織浸潤などの痛みにはNSAIDsが有効といわれている。

NSAIDs，COX-2選択的阻害薬，アセトアミノフェン

鎮痛薬の開始にあたって──軽度の痛みのアセスメント

　患者自身による痛みの強さの評価法としてはNumerical Rating Scale（NRS）[*1]がよく用いられている。「がん疼痛の薬物療法に関するガイドライン」[1)]やNational Comprehensive Cancer Network（NCCN）のガイドラインでは，痛みの程度について，NRSで1～3を軽度，4～6を中等度，7～10を高度と便宜的に定義している。このNRSを継続的に確認することによって鎮痛薬の効果を評価することができる。しかし，NRSは患者の主観的な評価であり，個人差が大きい。初めての問診でNRS 3と聞き取りしたので「軽度の痛みだ」と判断するような，1ポイントのNRSのみでの判断は避けたほうがよい。NRSを継続的に聴取するとともに，痛みによる日常生活への影響などもアセスメントし，痛みの強さを総合的に評価することが必要である。痛みのために眠れない，食べ

[*1] 痛みの程度を0～10の11段階に分け，痛みがまったくない状態を0，患者自身が想像できる最大の痛みを10として，現在の痛みがどの程度であるかを示す尺度。

Lesson1　軽度の痛みに対応する

られない，動けないというようなことが起こっているならば，軽度の痛みとは判断しがたい。

　がんによる痛みの治療においては，まず痛みの包括的評価を行うことが必要である。身体所見や画像検査から痛みの原因の評価を行い，原因に応じて対応する。また，患者の自覚症状としての痛みの強さや，生活への影響による痛みの評価を行う。侵害受容性疼痛（後述）による痛みの程度が軽度の場合，鎮痛薬が使用されていなければ，非オピオイド鎮痛薬である非ステロイド消炎鎮痛薬（non-steroidal anti-inflammatory drugs：NSAIDs）またはアセトアミノフェンの定時投与を開始する。痛み止めは使用しないほうがよいと考えている患者もいるので，薬剤を用いて除痛を行っていくことの意義について患者に伝え，理解を得る必要がある。

症例1　1週間ほど前から上腹部が痛い

● 56歳女性，膵がん

面談初日の患者「いまは痛み止めは何も飲んでいません。1週間ほど前からこのあたり（上腹部）が全体的に痛いです。安静にしていても，重苦しいようなズーンとした痛みがずっと続いています。（NRSで）2か3くらいの痛みです。夜は眠れています。食事もとれています。動けないほど痛いということはありませんが，気になります」

> ✎ この患者さんの痛みについてアセスメントしてください。
> ....
> ....
>
> ✎ どのような処方提案をしますか？
> ....
> ....
> ....

🔍 この症例の結果

非オピオイド鎮痛薬としてロキソプロフェン錠（ロキソニン®）60mg　1回1錠　1日3回毎食後の定時内服を開始した。

面談3日目「痛み止めの薬を飲み始めてからは，（NRSが）0〜1くらいです。前は気を紛らわせるものがないと，ずっとお腹の痛みが気になっていましたが，いまはあまり痛みが気にならなくなりました」

💡ポイント

上腹部に膵腫瘍によると考えられる侵害受容性疼痛の内臓痛を認めた。内臓痛は非オピオイド鎮痛薬，オピオイド鎮痛薬ともに効きやすいとされている。痛みは持続痛で，NRSや日常生活への影響などから痛みの程度は軽度であると判断し，まずはWHO方式三段階除痛ラダー（Lesson3のp.47参照）に沿って，非オピオイド鎮痛薬の定期投与を開始した。

13

🌿 非オピオイド鎮痛薬選択のポイント

1. 非オピオイド鎮痛薬の種類

　がんの痛みに使用される非オピオイド鎮痛薬は，NSAIDsとアセトアミノフェンに大別される（**表1**）。NSAIDsには多くの種類があるが，がんの痛みに使用する場合，特に強く推奨できるような特定のNSAIDsはない。したがって，どのNSAIDsを使用するかは個々の患者に対して，患者の状態と薬剤の作用時間やCOX選択性（後述），剤形などを考慮して選択する。一方，アセトアミノフェンは成分としては1つであるが，規格，剤形は数種類発売されている。

2. 非オピオイド鎮痛薬の作用機序

　非オピオイド鎮痛薬であるNSAIDsとアセトアミノフェンは，その作用機序から，異なる副作用プロファイルや特徴をもつ（**表2**）。アセトアミノフェンは副作用が少ないので使用しやすいが，NSAIDsはアセトアミノフェンにはない抗炎症作用があるので，それぞれの特徴を活かし，適正に使い分けることで，より良い痛みの治療を行うことができる。

表1　がんの痛みに使用される主なNSAIDsとアセトアミノフェンの特徴

NSAIDs

	一般名	半減期（時間）	Tmax（時間）	用法	備考
経口	メロキシカム	24	5	分1	COX-2選択性が高い
	ナプロキセン	14	2〜4	分2〜3	腫瘍熱に効果があるといわれているが弱いエビデンス
	セレコキシブ	7	2	分2	COX-2選択的阻害薬
	エトドラク	6	1.4	分2	COX-2選択性が高い
	ジクロフェナク	1.2	2.7	分3	
	ロキソプロフェン	1.2	0.8	分3	プロドラッグ
坐剤	ジクロフェナク	1.3	0.8	分1〜2	胃潰瘍のリスクは経口剤と同等
注射	フルルビプロフェン アキセチル	5.8	0.1	分3	乳濁注射液・DDS製剤

アセトアミノフェン

	規格	半減期（時間）	Tmax（時間）	投与間隔（時間）	備考
経口	錠剤：200，300，500mg 細粒，ドライシロップ：20, 40, 50% 原末	2.4〜3	0.4〜0.8	4〜6	錠剤はやや大きい 原末は苦く，細粒は甘い
坐剤	50，100，200，400mg	4.3*	2.4*	4〜6	
注射	1,000mg/100mL/バッグ	2.5	0.3	4〜6	15分かけて投与 水分制限がある場合は使用しにくい

＊：400mgの値
半減期の値は一般的な投与量の中央値を記載。

(1) NSAIDs

侵害受容性疼痛は，組織の損傷や炎症で遊離されるブラジキニンなどの発痛物質が末梢神経の痛み受容体（侵害受容器）に結合し，その刺激が大脳に伝達されることにより生じる。同時に，組織の損傷部位ではシクロオキシゲナーゼ（COX）によりアラキドン酸からプロスタグランジン（PG）が産生され，発痛物質の作用を増強させたり炎症を促したりといった働きをする。NSAIDsはCOXを阻害することで各種PGの産生を抑制し，抗炎症作用，鎮痛作用を呈する（図1）。一方，神経障害性疼痛はPGを介さない痛みの伝達なのでNSAIDsは効きにくい。NSAIDsは，発熱時には視床下部にある体温調節中枢でのPGの産生を阻害することで解熱作用をもたらす。

COXにはCOX-1とCOX-2という2つのアイソザイムがある。COX-1は恒常的に発現しており，胃粘膜保護や腎血流の増加，血小板凝集といった生理的な役割を担うPGやトロンボキサン（TX）を産生している。COX-2は炎症組織において発現が誘導される。NSAIDsはCOX-2阻害作用の結

表2 NSAIDsとアセトアミノフェンの特徴の違いと使い分け

	NSAIDs	アセトアミノフェン
作用機序	末梢のCOX阻害作用	中枢性作用
消化管障害患者	使用を避ける （COX-2選択的阻害薬ではリスクが低くなる）	使用できる
腎機能障害患者	使用を避ける	使用できる
肝機能障害患者	肝機能に注意しながら使用する	重篤な肝機能障害患者には使用を避ける
アスピリン不耐症・アスピリン喘息患者	使用を避ける （COX-2選択的阻害薬ではリスクが低くなる）	リスクは低い ただし低用量から慎重に開始
血小板機能障害患者	重篤な血液障害がある場合は使用を避ける （COX-2選択的阻害薬ではリスクが低くなる）	影響は小さいので，使用できる

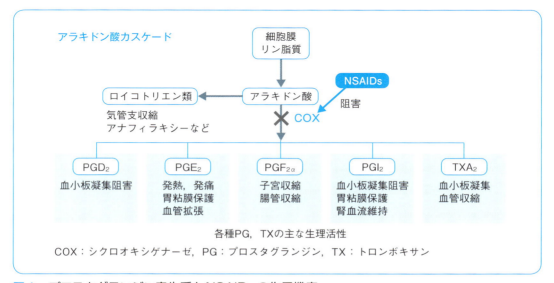

図1 プロスタグランジン産生系とNSAIDsの作用機序

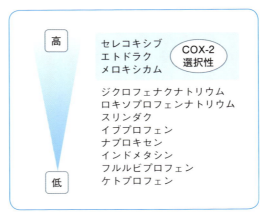

図2 主なNSAIDsのCOX-2選択性
（IC$_{50}$におけるCOX-1/COX-2選択比）

〔Kawai S, et al：Eur J Pharmacol, 347：87-94, 1998／
日本緩和医療薬学会・編：臨床緩和医療薬学, 真興交易医
書出版部, pp94-105, 2008 より〕

果，組織損傷部位のPG産生を低下させて鎮痛作用を発揮するが，同時にCOX-1阻害によりPG,TXを抑制することで引き起こされる作用の一部は副作用となる。

図2に主なNSAIDsのCOX-2選択性を示した。COX-1/COX-2選択性の薬剤を分類する方法はいくつか存在するが，この図では「COX-2選択性」と「非選択性」の2つに分類する方法を用いた。これとは別に，COX-2選択性が強いものから順に，「COX-2選択的阻害薬」，「COX-2優先的阻害薬」，「COX-1優先的阻害薬」，「COX-1選択的阻害薬」の4つに分類する方法もある。この場合，COX-2選択的阻害薬に分類される薬剤は，日本ではセレコキシブ（セレコックス®）のみであり，それも完全選択的ではない。

(2) アセトアミノフェン

アセトアミノフェンは解熱鎮痛薬として長い歴史をもつ薬剤である。作用機序については，その代謝物が中枢において作用していると推察されているが，まだ明らかにされていない。中枢性の鎮痛作用，解熱作用をもつが，抗炎症作用は弱いため，投与量が少ないと鎮痛の有効域まで血中濃度が上昇しないことがあるので注意する（図3）。がん疼痛では2,400〜4,000mg/日程度が妥当な鎮痛量とされている。

50kg未満の患者に対するアセトアミノフェンの投与量について，アセリオ®静注液では1回15mg/kgを上限として静脈内投与，1日総量として60mg/kgを限度とするとされている。内服にはこの50kg未満に対する用量設定がない。しかしアセトアミノフェンのバイオアベイラビリティは60〜98％であり，本項の症例では，内服の場合も50kg未満の患者では1回15mg/kg以下のほうが安全性が高いと考えて用量設定を行った。

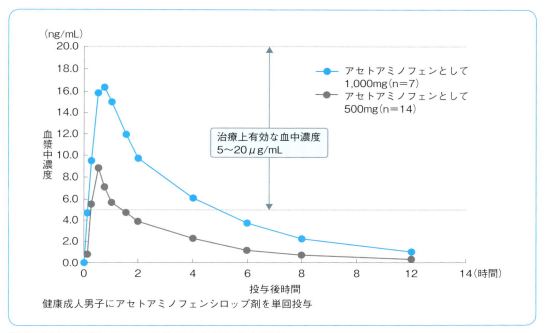

図3 アセトアミノフェンの治療上有効な血中濃度

〔あゆみ製薬株式会社：カロナール錠, インタビューフォームより〕

症例2　心窩部に不快感，重苦しい痛みがある

● 43歳女性，体重46kg，膵神経内分泌がん，胃浸潤
体重減少があり，近医で精査を行い，膵腫瘍を指摘されて化学療法を開始するため入院となった。腹部の痛みがあり，アセトアミノフェン錠（カロナール®）200mg 1回2錠 1日3回毎食後が処方されているが，痛みが改善しない。
面談初日の患者「このあたり（心窩部）に，じくじくとした重苦しい痛みがあります。痛み止めを飲んでいますが，あまり効きません。夜は眠れていますが，朝早く目が覚めて痛いと思うときがあります」

✎ この患者さんの痛みと現在の処方についてアセスメントしてください。

✎ どのような処方提案をしますか？

🔍 この症例の結果

アセトアミノフェン細粒（カロナール®）1回700mg 1日4回に増量変更した。

面談7日目「痛み止めを1日4回飲むようになってからは，朝方に痛いと思うことはありません。日中の痛みもずいぶん軽くなりました。痛み止めはこのままでいいです」

💡 ポイント

心窩部の痛みは侵害受容性疼痛の内臓痛と考えられた。しかしカロナール®錠の投与量が少なく，有効な血中濃度に達していない。特に，1日3回毎食後投与だったため，朝方の血中濃度が低くなっていると考えられた。投与量を増量し，投与回数を1日4回にすることで良好な鎮痛効果が得られた。

アセトアミノフェンは直接の胃粘膜への作用はなく，必ずしも食後投与とする必要はない。アセトアミノフェンの最大投与量が1日あたり4,000mg，4時間あたり1,000mgを超えない用法で，患者が服用しやすい服薬時間を設定する。

なお，前述のとおり，本症例は50kg未満のため15mg/kgで1回量を設定した。

🌿 非オピオイド鎮痛薬の使い方
——副作用プロファイルと患者個々のリスクから

　NSAIDsは，消化管障害，腎機能障害，血小板機能障害が起こりやすいが，アセトアミノフェンでは少ない。これらが問題となる患者に対しては，NSAIDsの投与は避けてアセトアミノフェンを選択する。アスピリン不耐症やアスピリン喘息が疑われる場合もNSAIDsの使用は避ける。一方，重篤な肝機能障害がある患者ではアセトアミノフェンの投与を避ける（**表2**）。ただし，わが国の添付文書の禁忌項目の記載では，NSAIDsとアセトアミノフェンは同様の扱いを受けているようである（NSAIDsとアセトアミノフェンの使い分けについては，p.28のコラムも参照のこと）。

表3 NSAIDs潰瘍のリスク因子

高リスク因子	・消化管出血を伴った潰瘍既往歴
中等度のリスク因子	・2種類以上のNSAIDs（低用量アスピリン含む）使用者 ・高用量NSAIDs ・抗凝固・抗血小板作用のある薬剤の併用 ・潰瘍の既往歴 ・高齢者 ・*Helicobacter. pylori*陽性者 ・糖質ステロイドの併用 ・重篤な全身疾患を有する者 ・ビスホスホネートの併用

〔日本消化器病学会・編：消化性潰瘍診療ガイドライン2015改訂第2版. 南江堂, p108, 2015より〕

Lesson1　軽度の痛みに対応する

1．消化管障害がある，またはそのリスクがある患者

　消化管障害はNSAIDsの代表的な副作用である。NSAIDs潰瘍のリスク因子を**表3**に示す[2]。胃潰瘍，十二指腸潰瘍の患者および既往歴がある患者では，基本的にNSAIDsの使用は避け，軽度の痛みへの対応としてはアセトアミノフェンを使用する。COX-2選択的阻害薬は非選択的NSAIDsに比べて有意にNSAIDs潰瘍の発症率を下げるので，リスクのある患者には積極的にCOX-2選択的阻害薬の使用を考慮する。

　NSAIDs潰瘍予防に効果があると報告されているのは，PG製剤であるミソプロストール，高用量H$_2$受容体拮抗薬，プロトンポンプ阻害薬などである。ミソプロストールは適応の点では使用しやすいが，下痢が出現しやすいので注意する。潰瘍のリスク因子をもつ患者や長期投与が予想される患者には，これらの予防投薬を考慮する。

症例3　下腹部に軽度の痛みがある。過去に胃潰瘍の既往

● 78歳男性，体重75kg，上行結腸がん術後再発

面談初日の患者「下腹部に鈍痛があります。（NRSで）3くらいです。我慢できないほどではないですが，痛み止めを飲んでもよいならほしいです。前に胃潰瘍になったことがあり，それ以降，痛み止めは胃に悪いと思ってなるべく飲まないようにしていました」

> 🖊 この患者さんの痛みについてアセスメントしてください。
>
> 🖊 どのような処方提案をしますか？

🔍 **この症例の結果**

アセトアミノフェン錠（カロナール®）500mg 1回2錠 1日4回を開始した。

面談3日目「痛み止めの薬を飲みはじめてからは痛みが気にならなくなりました。この薬は胃にやさしいと説明してもらったので安心して飲めます」

💡 **ポイント**

下腹部に，上行結腸がんによると考えられる侵害受容性疼痛の内臓痛を認めた。非オピオイド鎮痛薬の定期投与を開始するにあたって，胃潰瘍の既往歴があり，高齢とNSAIDs潰瘍のリスク因子があるため，まず肝機能に問題がないことを確認し，カロナール®を選択した。

表4 腎機能障害患者における鎮痛薬の推奨

	NSAIDs	アセトアミノフェン
CKD診療ガイドライン 2018 （日本腎臓学会）	腎血流やGFRの減少している高齢者を中心に，アセトアミノフェンはNSAIDsより安全な可能性があり，その使用を提案する	
腎機能別薬剤投与量 POCKET BOOK 第2版 （日本腎臓病薬物療法学会）	Ccr 30～60mL/分：腎障害のリスクの高い患者には漫然と投与しない Ccr 30mL/分未満：腎障害を悪化させるおそれがあるため重篤な腎障害には禁忌	【カロナール®錠】 Ccr 30～60mL/分：1回500～600mgを1日3回，毎食後。もしくは1日4回，毎食後と就寝前，または6時間ごと Ccr 30mL/分未満：重篤な腎障害には禁忌になっているが，胃障害や出血症例等はNSAIDsより安全。連続投与により抱合体が蓄積し腸肝循環するため，トラフ値は上昇する。またCcr＜30mL/分ではAUC$_{8-24h}$も約1.4倍増加するため，低用量から開始する
		【アセリオ®静注液】 Ccr 30～60mL/分：腎機能正常者と同じ Ccr 30mL/分未満：重篤な腎障害には禁忌になっているが，胃障害や出血症例等はNSAIDsより安全。静注製剤はCcr≦30mL/分では注意して投与し，用量を減量し，投与間隔を延長する

Ccr：クレアチニンクリアランス，GFR：糸球体濾過量

2. 腎機能障害がある，またはそのリスクがある患者

　NSAIDsは腎血流量を下げる作用をもつため，腎機能障害患者，高齢者，脱水症状の患者などには，NSAIDsの使用による腎機能の悪化が懸念される。腎臓においてはCOX-1だけではなくCOX-2も常時発現しており，恒常性維持に重要な役割を担っているため，腎機能障害患者やそのリスクが高い患者へのNSAIDsの使用はCOX-2選択的阻害薬を含むすべてのNSAIDsで避けるべきである。「CKD診療ガイドライン2018」[3]では，腎機能障害患者に対する鎮痛薬としてはアセトアミノフェンの使用が推奨されている（表4）。

症例4　腎機能が低下しており浮腫も出現

　○ 81歳女性，身長150cm，体重45kg，左下腿有棘細胞がん術後再発，左鼠径部リンパ節転移，多発皮膚転移
化学療法目的で入院。入院時の血液検査でやや腎機能低下がみられ，浮腫も出現していた。外来にて，痛いときにはロキソプロフェン錠（ロキソニン®）60mg 1回1錠頓服で処方されていた。入院時の血清クレアチニン値は1.82mg/dL。
面談初日の患者「痛いときに飲むように薬をもらっていたけれど，動くと痛いので，結局1日3～4回飲んでいました。痛みはこのあたり（左腰部）で，安静にしていればあまり痛くありません」

Lesson1 軽度の痛みに対応する

> 🖊 この患者さんの症状と現在の処方についてアセスメントしてください。
>
> ・・
>
> 🖊 どのような処方提案をしますか？
>
> ・・
>
> ・・

🔍 この症例の結果

ロキソニン®を中止し，アセトアミノフェン細粒（カロナール®）1回600mg 1日4回に変更した。その後，浮腫は改善し，血清クレアチニン値も低下傾向となった。

面談7日目「動いたときなどにたまに痛いですが，すぐ治まります。前の薬（ロキソニン®）を飲んでいたときとあまり変わりません。いまは（痛み止めは）このままでいいです」

💡 ポイント

左腰部の皮下腫瘤部（皮膚転移）に体動時に軽度侵害受容性疼痛の体性痛があるが，持続痛はなかった。痛いときにと，ロキソニン®を頓服で処方されていたが，いつ飲んでよいのかタイミングがわからず，動くたびに痛いので毎食後とプラスαで1日3～4回服用しており，腎機能低下を引き起こしたと考えられる。よって，ロキソニン®より腎機能悪化のリスクが低いカロナール®に変更した。

症例5 腎機能低下患者。悪心が強く内服ができない

● 63歳女性，体重40kg，子宮体がん

化学療法（レジメン変更）目的で入院。もともと軽度の腎機能低下がみられていた。入院時の血清クレアチニン値は1.90mg/dLであった。化学療法後は悪心のため食事がほとんどとれず，輸液負荷を行っている。いまは内服に負担を感じている。また下腹部に感じていた重苦しい痛みがやや増強している。

面談初日の患者「これまでは時々"痛いかな"というぐらいだったので，痛み止めがいるとは思わなかったです。今度の抗がん薬は吐き気が出てしまって，体がきついからなのか，じっとしていると痛みが気になります。でも飲み薬が増えるのはいやです」

> 🖋 **この患者さんの症状についてアセスメントしてください。**
>
> _____
>
> _____
>
> 🖋 **どのような処方提案をしますか？**
>
> _____
>
> _____

🔍 この症例の結果

アセトアミノフェン注射液（アセリオ®）1回600mg（15分間で投与）1日4回の投与を提案した。アセリオ®の投与を開始したところ，安静時の痛みが軽減した。その後，悪心が改善した段階で内服薬に変更した。

面談5日目「下腹部に感じていた重苦しさが和らぎました。吐き気も治まってきたので，飲み薬に変わっても飲めそうです」

💡 ポイント

本症例では下腹部に，子宮体がんによると思われる侵害受容性疼痛（内臓痛）を認めた。腎機能低下がみられたためアセトアミノフェンを使用した。この症例の場合は内服負担感に配慮し注射製剤を選択，体重50kg以下のため1回量は15mg/kgで600mgとした。アセリオ®は15分間で投与し血中濃度を有効域まで上昇させることで効果が発現するため，投与時間には注意が必要である。また，内服薬への切り替えが可能となった際には切り替えを検討する。

3．肝機能障害がある，またはそのリスクがある患者

　薬物性肝障害の起因薬のうち，非オピオイド鎮痛薬は約10%と高い割合を占めることが報告されており[4]，NSAIDs，アセトアミノフェンともに使用の際には肝機能障害に注意を払う必要がある。
　薬物性肝障害は，作用機序によりアレルギー性，異常代謝性，中毒性の3つに分類されるが（**表5**），臨床で遭遇する肝障害の大部分はアレルギー性肝障害である。
　アセトアミノフェンの使用に際して注意すべきなのは，過剰服薬によりアセトアミノフェン特有の中毒性肝障害を起こすことである。1回の服用で成分量10〜15g（150〜250mg/kg）を超えると肝細胞壊死が起こり，成分量20〜25g以上では致命的になるといわれている（**図4**）。この量は臨床で使用する用量の10倍以上であり，一般的な使用量で重篤な肝細胞壊死まで進行することはほとんどないと思われる。しかし，アルコール多量常飲者や低栄養状態においては中毒性肝障害のリスクが高まるため注意が必要で，重篤な肝障害患者には禁忌となる。アセトアミノフェンを1,500mg/日以上長期投与する場合には，定期的に肝機能を確認する。

Lesson1 軽度の痛みに対応する

表5 薬物性肝障害の作用機序による分類

	特異体質性		中毒性
	アレルギー性	異常代謝性	
用量	通常量	通常量	大量摂取
予測の可/不可	予測不可能	予測不可能	予測可能
要因	過敏反応	薬物代謝酵素の遺伝子多型	大量摂取
起因薬物	すべての薬物で起こる（NSAIDs，アセトアミノフェンを含む）	イソニアジド，ジクロフェナクなど一部の薬物で起こる	アセトアミノフェン特有 大量投与で肝細胞壊死を来す （1回摂取量） 1g以下：肝障害は来さない 5g以上：肝障害が起こる可能性 10g以上：劇症肝炎を発症する

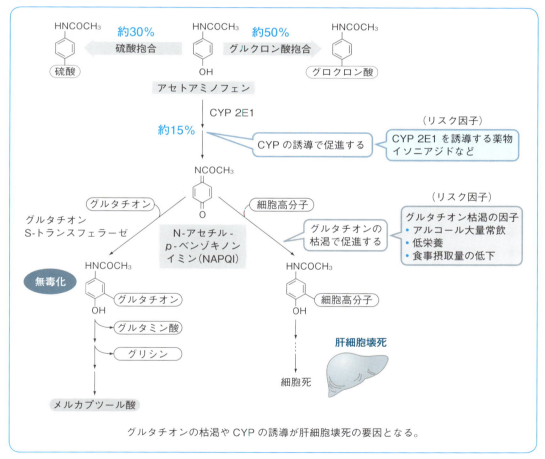

図4 アセトアミノフェンによる濃度依存性肝障害の作用機序

〔福本真理子：中毒研究，16：285-297，2003より〕

> **症例6** 心窩部の鈍痛と軽度の腹部膨満感，さらに肝機能低下

● 70歳男性，多発肝細胞がん，アルコール性肝硬変(Child-Pugh分類 B)，腹水貯留

面談初日の患者「腹の重苦しい感じがいつも続いている。(NRSで) 2くらいかな。食後などは特に腹が張って気になる」

✏️ **この患者さんの症状についてアセスメントしてください。**

✏️ **どのような処方提案をしますか？**

🔍 **この症例の結果**

セレコキシブ錠 (セレコックス®) 100mg 1回1錠 1日2回朝夕食後を開始した。

面談3日目「腹の重苦しい感じは，ずいぶん良くなりました」

💡 **ポイント**

肝臓自体は痛みを感じることが少ない臓器だが，がんの腫大により肝被膜が伸展すると内臓痛を感じるようになる。本症例ではもともとアルコール性肝硬変もあり，肝不全が進んでいた。重篤な肝機能障害ではアセトアミノフェンの投与は避けるほうが望ましい。

4. アスピリン不耐(過敏)症・アスピリン喘息のリスクがある患者

NSAIDsの使用で，血管浮腫，全身性蕁麻疹，気管支喘息，咽頭浮腫，ショックなどのさまざまな症状(アスピリン不耐症)を来す場合がある。患者からの聞き取りやカルテ情報などから既往の確認を行うことが重要である。COX-2選択的阻害薬では起こりにくいという報告があるが，前述のとおり日本で販売されているCOX-2選択的阻害薬はセレコキシブのみである。1回300mg程度の低用量のアセトアミノフェンから慎重に開始する。

5. 血小板機能障害がある患者

NSAIDsはCOXを阻害しTXA_2の生成を抑制するために血小板機能が障害され，出血傾向が現れることがある。血小板では，主にCOX-1が発現しているため，COX-2選択的阻害薬では血小板機能障害が軽減される。出血傾向がある場合にはアセトアミノフェンを使用する。

> ✿ **Lesson1　軽度の痛みに対応する**

🌿 非オピオイド鎮痛薬の使い方──鎮痛効果の観点から

　NSAIDsとアセトアミノフェンの作用の違いは，NSAIDsは抗炎症作用をもつがアセトアミノフェンにはほとんどないという点である。大部分のがんは炎症を伴うが，特に炎症が強い骨転移，皮膚転移，がんの軟部組織浸潤などの痛みに対しては一般的にNSAIDsが有効といわれている。

　また，NSAIDsとアセトアミノフェンは作用機序，副作用が異なることから併用することも可能であり，軽度～中等度の痛みでオピオイド鎮痛薬が使用しにくい場合などに鎮痛作用の相加効果が期待できる。

▌ 症例7　第4腰椎周辺に痛みを感じる

🔵 **54歳女性，左乳がん術後，多発骨転移（腰椎）**

外来での初回面談時の患者「腰のあたりが痛いです。特に炊事などで長い時間立っているとつらくなることがあります。（NRSで）普段は1程度ですが，たまに動きすぎると4くらいのときもあります」

📝 **この患者さんの痛みについてアセスメントしてください。**

....

....

📝 **どのような処方提案をしますか？**

....

....

🔍 この症例の結果

ナプロキセン錠（ナイキサン®）100mg 1回2錠 1日2回朝夕食後，エソメプラゾールカプセル（ネキシウム®）10mg 1回1Cap 1日1回朝食後を開始した。

次の外来時「炊事などで立っていても，あまり腰痛が気にならなくなりました。胃の調子は特に悪くありません」

💡 ポイント

骨転移（腰椎転移）による侵害受容性疼痛が主であると考えられたため，抗炎症作用と鎮痛作用をあわせもつNSAIDsを選択した。効果をみながら必要ならば増量する。NSAIDs潰瘍は無症状のことが多く，いきなり吐血・下血などが起こる場合があるので，本剤の使用中は常に注意する必要がある。本症例では潰瘍予防としてネキシウム®が処方された。

症例8 腹部に持続痛があり体動時に増強。眠気が出る薬は困る

● 51歳男性，体重60kg，大腸がん，肝転移

腹部に持続痛があり，体動時に増強する。眠気が出る薬剤は困るという。エトドラク錠（ハイペン®）200mg 1回1錠 1日2回朝夕食後を処方されている。

外来での面談時の患者「この痛み止めを飲みはじめてから，痛みのほうは軽くなりました。ただ，仕事で荷物を運ぶときなどに痛むことがあります。もう少し効くとよいのですが…。仕事は運送業です。軽い荷物が多いですが，車の運転が必要です」

> 🖉 この患者さんの痛みと現在の処方についてアセスメントしてください。
>
> ....
>
> ....
>
> 🖉 どのような処方提案をしますか？
>
> ....
>
> ....

🔍 この症例の結果

ハイペン®200mg 1回1錠 1日2回は継続とし，アセトアミノフェン錠（カロナール®）300mg 1回2錠 1日4回を追加処方した。

3日後の連絡時「痛みはかなり取れましたが，まだ少し残っています。眠くなるのはやはり困るので，別の痛み止め（オピオイド）は飲みたくありません」。そこでカロナール®300mgを1回3錠に増量した。

1週間後の外来時「（カロナール®を）1回3錠にしてからは良い感じです」

💡 ポイント

腹部の腫瘍によると思われる侵害受容性疼痛の内臓痛と体性痛が混在する痛みがあり，NSAIDs（ハイペン®）の使用でおおむねコントロールできていたが，日常生活のなかでやや痛みが強くなることがあった。就労時に車の運転が必要であり，眠気が出る薬剤をなるべく避けるため，まずはNSAIDsとアセトアミノフェンの併用とし，1日2,400mgから開始して1日4,000mg以内で効果が出る量まで増量した。眠気を引き起こすオピオイドの開始を少しでも遅らせることができたという意味では有用だが，多くの場合，いずれはオピオイドが必要となる点には留意する。また，車の運転と鎮痛のどちらを優先することが患者のQOLを上げるかは，その患者個々の生活状況で変わってくる。

疼痛増強の頻度が多くない場合は，NSAIDsあるいはアセトアミノフェンのどちらかを，使用間隔を設定しレスキュー薬として使用することも可能である。

Lesson1 軽度の痛みに対応する

🌿 おわりに

　軽度の痛みに対しては非オピオイド鎮痛薬による対応が可能であるが，同時に，放射線治療の適応など鎮痛薬以外の対応方法についても検討する。また，痛みの程度については継続してアセスメントを行い，痛みが強くなってくるようであれば，躊躇せずオピオイド鎮痛薬の使用を考える必要がある。

📖 引用文献

1）日本緩和医療学会 緩和医療ガイドライン作成委員会・編：がん疼痛の薬物療法に関するガイドライン2014年版. 金原出版, 2014
2）日本消化器病学会・編：消化性潰瘍診療ガイドライン2015 改訂第2版. 南江堂, 2015
3）日本腎臓学会・編：エビデンスに基づくCKD診療ガイドライン2018. 東京医学社, 2018
4）厚生労働省：重篤副作用疾患別対応マニュアル 薬物性肝障害. 2008（http://www.mhlw.go.jp/topics/2006/11/dl/tp1122-1i01.pdf）

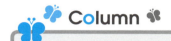

NSAIDsとアセトアミノフェン，どっちを選ぶ？
── NSAIDsの心血管系障害をどう考慮するか

　痛みに対し非オピオイド鎮痛薬を開始する場合，日本では，効果を重視してNSAIDsを選択する場合が多いといわれています。これに対し海外の関節リウマチや腰痛症のガイドラインではアセトアミノフェンが第一選択とされており，鎮痛薬としてアセトアミノフェンが優先して使用される傾向にあります。

　COX-2選択的阻害薬は，NSAIDsの最大の副作用である消化管障害の軽減を目的として開発されました。しかし，心血管イベントのリスクが増加することが複数の大規模試験により報告されています。これを受けてロフェコキシブ，バルデコキシブなどが承認撤回や販売中止に至り，現在世界で使用されているコキシブ系薬剤はエトリコキシブ（国内未承認）とセレコキシブのみです。

　セレコキシブはコキシブ系薬剤のなかではCOX-1/COX-2選択比が最も低いとされていますが，心血管系障害のリスクは用量に応じて上昇すると報告されています[1]。また低用量のセレコキシブでは，長期間投与においてセレコキシブ，イブプロフェン，ナプロキセンの心血管リスクを比較した結果，3剤に差はないとする報告があります[2]。しかし，投与量や症例数などからこの試験結果には限界があると指摘する声があるのも事実です。

　2013年に出たメタ解析では，非選択的NSAIDsのジクロフェナクやイブプロフェンにも同様に心血管イベントのリスク上昇があることが報告されました[3]。この解析においてナプロキセンはリスク上昇がないと報告されています。

　ほかにもさまざまな報告がありますが，これらを統合して，COX-2選択的阻害薬に限らずすべてのNSAIDsにおいて，心血管系疾患の既往，NSAIDsの用量，投与期間などがリスク上昇の要因となるという考え方が現在の主流のようです。

＊

　しかし，NSAIDsの使用が比較的多い日本のほうが心血管系障害に対する警戒が低いように感じます。それはなぜでしょうか。要因はいくつか考えられますが，日本人でのデータがないこともその一つだと思われます。さらに，海外では数剤発売されたコキシブ系薬剤のうち，日本で承認されているのはセレコキシブのみであるという事実も影響しているのかもしれません。

　さて，ここで視点を変えてみましょう。今後起こりうることとして予想されるのは，抗がん薬の進歩による予後延長や早期からの緩和ケア開始などにより，患者の鎮痛薬使用期間の長期化が進むこと，そしてそれによって高まるリスクです。

　鎮痛薬を開始する際に予後が長期（例えば1年以上）と予想される患者に対しては，NSAIDs長期投与の危険性について考慮する必要があります。となると，消化管障害や心血管系障害のリスクも考えてアセトアミノフェンを選ぶということが，今後は増えてくるかもしれません。

📎 **Lesson1　軽度の痛みに対応する**

📚 引用文献 ————

1) Solomon SD, et al：Cardiovascular risk of celecoxib in 6 randomized placebo-controlled trials：the cross trial safety analysis. Circulation, 117：2104-2113, 2008
2) Nissen SE, et al：Cardiovascular safety of celecoxib, naproxen, or ibuprofen for arthritis. N Engl J Med, 375：2519-2529, 2016
3) Bhala N, et al：Vascular and upper gastrointestinal effects of non-steroidal anti-infl ammatory drugs：meta-analyses of individual participant data from randomised trials. Lancet, 382：769-779, 2013

Lesson 2 オピオイドの導入と患者・家族への対応

これだけは押さえておこう

- オピオイドについて一般の人は不安や誤解を抱いていることが少なくない。服薬指導ではそれらを解消することで，良好な疼痛マネジメントを行えるようにする。
- オピオイドに関する全般的な情報を一方的に伝えるのではなく，個々の患者・家族が抱えている不安や誤解の背景に目を向け，相手の考えや気持ちを知ろうとすることが大切である。
- オピオイドの初回導入は少量から開始することが多い。至適投与量を早く決定するためにも，疼痛出現時は我慢せずにレスキュー薬を使うことを理解してもらう。
- オピオイドの副作用に関して説明がないまま症状が発現すると，患者の不安が助長されて服薬アドヒアランスが低下するため，事前に十分説明する。

Key word

オピオイドへの誤解，副作用，アドヒアランス，疼痛治療の意義，患者・家族とのコミュニケーション

はじめに

医療用麻薬（オピオイド鎮痛薬，以下オピオイド）は痛みを緩和し，患者のQOLを改善する効果が認められており，がん疼痛治療において重要な役割を果たしている。しかし，その使用にあたっては依然として不安や誤解を抱いている患者・家族も少なくなく，疼痛治療を行ううえでの障壁（バリア）となることが報告されている[1), 2)]。

オピオイドについての一般的な認識

2014年度の内閣府による一般の人を対象とした『がん対策に関する世論調査』において，オピオイドに対する意識調査が行われた。「医療用麻薬についてどのような印象をもっていますか」との質問に対して，「正しく使用すればがんの痛みに効果的」と半数以上が認識している一方で，「だんだん効かなくなる」（37.1％），「最後の手段」（32.6％），「やめられなくなる」（17.7％），「副作用が強

Lesson2　オピオイドの導入と患者・家族への対応

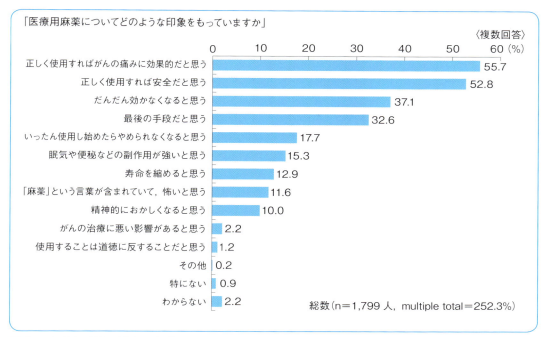

図1　オピオイドに対する意識
〔内閣府大臣官房政府広報室:平成26年度世論調査 がん対策に関する世論調査報告書概略版. p13, 2015より〕

表1　Barriers Questionnaireにて抽出された「がん疼痛治療に対する懸念」

① Addiction	精神依存（麻薬中毒）になる
② Tolerance	徐々に効果がなくなる
③ Side effect	副作用が強い
④ Progression	痛みは病気の進行を示す
⑤ Injection	注射の恐怖
⑥ Fatalism	痛みを治療しても和らげることはできない
⑦ Be good	痛みを訴えない良い患者でいたい
⑧ Distraction	医療従事者は痛みの話をすることを好まない

〔Ward SE, et al : Pain, 52 : 319-324, 1993／廣岡佳代:がん疼痛の薬物療法に関するガイドライン 2014年版. 金原出版, p89, 2014より一部改変〕

い」(15.3%),「寿命を縮める」(12.9%),「怖い」(11.6%),「精神的におかしくなる」(10.0%) などの誤解や不安が示された（図1）[3]。

さらに,「がんによる痛みに対して,医師から医療用麻薬の使用を提案された場合,医療用麻薬を使用したいと思いますか」との質問には,「使いたい」が72.3%（「使いたい」41.3%＋「どちらかといえば使いたい」31.0%）,「使いたくない」が24.6%（「どちらかといえば使いたくない」19.5%＋「使いたくない」5.1%）という結果であった[3]。

がん患者を対象とした疼痛治療のバリア研究は国内外で多く行われており,バリアを評価する方法としてBarriers Questionnaire (BQ) が用いられている。米国において,270人のがん患者を対象にBQ質問票を用いて調査した結果,主な8項目の懸念が抽出された（表1）[1),4)]。また,初めて

オピオイドの使用を提案された患者18人を対象としたバリアの質的研究では，「最後の手段」，「死期を早める」，「死に向かう過程を安楽に過ごすための手段」などの認識が示された。日本においても，がん疼痛のためにモルヒネを服用している外来患者を対象にBQ質問票を用いて行った調査では，「痛みは病気の進行」，「耐性」，「習慣性」などの懸念が抽出されている[1), 5)]。

　オピオイドに対する一般人のこれらの不安や誤解は，その使用の際の意思決定に関係するとされており，臨床の場で開始や増量に難渋する場合も少なからずある。しかし，この不安や誤解が解消されないままで治療が開始されると，服薬アドヒアランスにも影響が生じて疼痛治療が困難になる場合がある。そのため服薬指導時には，患者の抱えている不安や誤解を解消し，アドヒアランスを高めることで良好な疼痛マネジメントが行えるよう対応する必要がある。

がん患者・家族への心理的配慮とコミュニケーション

　がん患者は，がんと診断されたときから「再発や転移に対する不安」や「死への恐怖」などのさまざまな不安や恐怖を抱えている。そのようななかで，疼痛をはじめとする身体症状が出現すると，その不安や恐怖はさらに増強される。がん患者の「痛み」は身体的苦痛のみではなく，精神的，社会的，スピリチュアルな苦痛，いわゆるトータルペインであることを理解する必要がある[1)]。また，がん患者にとって痛みの増強は「死が近づいている」ことを連想させ，「麻薬を使うほど病状が悪化しているのか，でも認めたくない」という心境にさせる。そのため，オピオイドの使用に対して拒否的になることがあるということや，医療用“麻薬”という言葉に対してもまだまだ誤解や偏見があることを知らなければならない。

　がん患者やその家族がどのような考えや気持ちをもっているのかは，患者やその家族から聞かなければわからない。単に意見や情報を伝達するだけではなく，お互いに相手の気持ちを知ろうとする意識をもち，傾聴や共感のコミュニケーションをとることで相互理解や信頼関係が築かれていく。がん患者の疼痛治療を行ううえで，この信頼関係は非常に重要である。

服薬説明のポイント

1．がん疼痛治療の意義を伝える

　「我慢は美徳」として，がんの痛みには耐えるべきだとする信念や鎮痛薬に対する不安や誤解から，がんの痛みを訴えずに我慢する患者が少なくない。がん疼痛は，イライラや不安，食欲不振，不眠などを通じて患者のQOLを低下させる。痛みによって日常生活で困っていること，できないこと，どのように暮らしたいかなどを患者から聞き取り，そのうえで，日常生活を取り戻すために痛みを軽減する方法があること，決して痛みを我慢する必要はないことなど，疼痛治療の必要性を認識してもらうことが重要である。

　しかし，痛みを評価するのは患者である。オピオイドの導入には患者本人が疼痛治療を望むかどうかが重要であり，一方的に押しつけてもアドヒアランスの低下や不適切な使用につながる場合もあるので，患者や家族が納得するまで丁寧に対応する必要がある。筆者の経験では，なかなか痛みを訴えない患者には，「あなたの痛みを少しでも改善したいと思っていますが，痛みはご本人にしか感じられないものなので，私にあなたの痛みについて教えていただけないでしょうか？」と話し

かけ，一緒に疼痛治療を行っていきたいというメッセージを伝えると，患者は自身の痛みについて積極的に話してくれることが多い。

2. 患者・家族に個別に対応する

がん疼痛マネジメントにおいて，正しい情報を提供することは重要であるが，痛みに対する「全般的な情報」を一方的に伝えても，患者のもつ不安は解消されない。患者や家族の不安や誤解はさまざまで，「どのような不安や誤解があるのか」，そして「なぜその認識に至ったのか」などの背景にも焦点を当てて探索し，実際に心配していることを明らかにし，個々に対応することが大切である。

3. オピオイドに対する誤解と懸念を解く

(1)オピオイドを使用すると麻薬中毒になる？

医療用"麻薬"という言葉から「中毒」や「依存」を連想している人も多い。麻薬中毒，依存（精神依存，身体依存），鎮痛耐性に関する言葉などによって混乱を招く場合もあるため，これらの正しい知識をもつことが必要である。

① 精神依存（麻薬中毒）とは

医学的な「中毒」は依存性とは関係なく，大量投与時あるいは慢性的に投与したときに現れる有害事象である。一方，「麻薬中毒」は「麻薬及び向精神薬取締法」で用いられる法律上の用語で，嗜癖（addiction）に近い概念であると考えられる。つまり，「薬物使用を自己制御できない」，「痛みがないにもかかわらず強迫的な薬物使用」や「薬物への強い欲求」などで特徴づけられる行動学的パターンが含まれている[1]。

「麻薬中毒」という言葉は，危険ドラッグや覚せい剤，大麻に関する事件を連想させる。そして一般社会では，医療で使用する麻薬も同様のものだととらえて誤解している場合がある。この区別を明確にするために，医療で使用する麻薬は「医療用麻薬（オピオイド）」という用語を用いる。オピオイドは有効性・安全性が確認され，国が承認した薬剤であり，危険ドラッグ，大麻，覚せい剤などの「不正薬物」とはまったく異なるものであることを患者・家族には断言する必要がある。

がん疼痛治療において，オピオイドを適正に使用した場合の精神依存の発生率は1%以下であり，適切に使用すれば精神依存はほとんどないと考えられている[1]。その理由として，精神依存は中脳辺縁系にある脳内報酬系のドパミン神経の働きにより形成されるが，通常，ドパミン神経はγ-アミノ酪酸（GABA）神経系により抑制されてバランスを保っている。オピオイドはこのGABA神経系を抑制する作用があり，脱抑制機構により中脳辺縁ドパミン神経系が活性化されてドパミンの遊離を促進し，その結果，精神依存が形成されるといわれている。

しかし，炎症性疼痛下では側坐核のκ受容体の活性化により，神経障害性疼痛下では中脳辺縁ドパミン神経系の起始核である腹側被蓋野におけるμオピオイド受容体の機能低下により中脳辺縁神経系の活性化が抑えられ，オピオイドによる精神依存の発現が抑制されるといわれている[1,6]。

② 身体依存とは

身体依存は，薬物の反復投与に対する身体の自然な生理学的順応状態である。それ自体は嗜癖の徴候ではなく，がん疼痛が存在し，オピオイドが継続投与される限り問題にならないとされている。臨床上で主に問題となるのは，オピオイドの突然の中止，急激な減量，オピオイド拮抗薬の投与による離脱症候（退薬症候）である。離脱症候とは，欠伸，流涎，発汗，嘔吐，下痢，散瞳，

頭痛，不眠，不安，せん妄，痙攣，筋肉痛，呼吸促迫，頻脈などで，この発現予防には，急にオピオイドを中断せず，減量が必要な場合には徐々に減量することが必要となる[1]。

(2) オピオイドはだんだん効かなくなる？

鎮痛耐性とは，鎮痛効果が反復投与により徐々に減弱し，初期の鎮痛効果と同等の効果を得るためには用量を増加しなければならない身体の生理的順応状態を指す[1],[7]。オピオイドは，適正に使用する限り鎮痛耐性は問題にならないとされている。鎮痛耐性のメカニズムはいまだ明らかではないが，臨床では高用量のフェンタニルを使用した場合，増量分ほど効果が得られないなどの効果減弱を経験することもある。基礎研究においては，フェンタニルの連用により μ オピオイド受容体の細胞内陥入・移行後の細胞膜への再感作効率が低下し，鎮痛効果が減弱する可能性が示唆されているが，ヒトにおいては不明である[6]。実際に鎮痛効果が得られにくい場合，それが耐性によるものか，それとも病状進行による疼痛増強のためかを評価して対応する必要がある。痛みの程度に応じて，投与量の増量またはオピオイドスイッチング（Lesson3，p.58参照）をして疼痛コントロールを行う必要がある[6]。

(3) オピオイドを使うと寿命が縮まる？

がん疼痛の治療にオピオイドを使用した場合，その使用量と生命予後には有意な相関は認められないと報告されている[1],[8]。以前はオピオイドを亡くなる直前に使用していたことから，いまでも「麻薬イコール死」のイメージをもっている人が少なくない。現在では，がんの進行度に関係なく，オピオイドは痛みの程度に応じて早期から使用することがいわれている。がん疼痛の軽減により患者のQOLが改善し，がん治療に前向きに取り組めるようになり，延命につながる場合もある。

(4) オピオイドは一度始めるとやめられない？

オピオイドをやめたいときには，徐々に減量して中止することが可能である。腫瘍に対する外科的切除，化学療法，放射線治療などの抗がん治療が奏効して，腫瘍が縮小あるいは消失した場合，または神経ブロックが奏効して疼痛が軽減した場合には，オピオイドの減量や中止が可能な場合がある。

4. 定時投与薬とレスキュー薬の使用方法を説明する

一般的に，オピオイドはベースとなる定時投与薬の徐放性製剤とレスキュー薬の速放性製剤を組み合わせて使用する。定時投与薬は食事とは関係なく時刻を決めて服用する薬剤であること，また突出痛にはレスキュー薬を使用し，一定時間をあけて繰り返し使用が可能（医師の指示を確認する必要あり）であることなど，他の薬剤とは服用方法が異なるため，使用目的や使い方について患者・家族に十分説明する必要がある。

また，初回導入時には少量から開始することが多く，至適投与量を早く決定するために，疼痛出現時にはレスキュー薬を使用して不足分を補う目的があること，さらに痛みを我慢しないで使用することを理解してもらうことが大切である。疼痛治療においてはレスキュー薬をいかに使いこなすかが重要である。

Lesson2　オピオイドの導入と患者・家族への対応

症例1　オピオイドに対する誤解（患者本人）

● 65歳男性，大腸がん，肝転移

肝転移による右季肋部痛（内臓痛）に対して，ロキソプロフェン錠（ロキソニン®）60mg 1回1錠 1日3回が処方されているが，痛みが増強してきており，日中はNumerical Rating Scale (NRS) 5，夜間はNRS 8と痛みで眠れない日が続いている。薬剤師はオピオイドの導入を医師に提案し，オキシコドン徐放錠（オキシコンチン®TR）5mg 1回1錠 1日2回（12時間ごと）とオキシコドン散（オキノーム®）2.5mg（レスキュー薬）の説明に訪問した。

面談初日の患者「これくらいの痛みは我慢できるので，そんな薬はまだいいと思っています。麻薬って強い薬でしょう…。いまからそのような薬を使ったら中毒や依存になったりするのでは？」

> ✎ この患者さんにどのようなオピオイドの説明をしますか？
> ....
> ....

🔍 この症例の結果

患者の薬に対する不安に配慮して，まずは患者の思いを傾聴し，「どうしてそのように思われますか？」とその認識の背景について尋ねた。

患者「メディアで麻薬や覚せい剤の事件をみていると，あのようになるのではないかと心配です」

薬剤師の対応「今回処方されたオキシコンチン®とオキノーム®は医療用麻薬と言って，世間で問題になっている麻薬や覚せい剤などとは異なる薬剤です。がんによる痛みのある方が適切に使用すれば，中毒や依存になることはないと国が保証している薬です。安心してください」と，正しい知識を伝えて誤解を解くように説明した。また，「オピオイドの使用によって，痛みで日常生活や睡眠が妨げられている状況を改善することができます」と，前向きな治療であることを説明した。「万が一，何か副作用など不都合なことが生じた場合には中止や変更も可能なので，まずは一度試してみてはいかがでしょうか？」と問いかけてみた。面談中にも疼痛による苦痛表情がみられたが，服用を躊躇されている様子が見受けられたため，その場でレスキュー薬の服用に付き添うことにした。

患者「では，一度お薬を試してみようかと思います」

薬剤師の対応「効果の確認のために30分後にまた訪問しますので，薬の効果を聞かせてください」と伝えて服薬から効果確認までを患者と一緒に行うなど，服薬に寄り添うことで患者の安心感が得られ，効果的であった。レスキュー薬の服用後，NRSは5から3に軽減し，効果ありと判断した。効果と副作用のモニタリングを継続し，副作用出現時には対処できるよう準備した。

面談2日目「あの薬を飲みはじめてから痛みが軽くなり，昨夜は久しぶりにぐっすり眠れ

35

ました。吐き気も便秘もいまのところありません。こんなに楽になるのだったら，もっと早く飲めばよかった」。患者本人がオピオイドの効果を実感することができ，副作用もなく導入できた。

💡 ポイント

- オピオイドに対する患者心理に配慮しながら，不安の内容や拒薬の理由を聞いた。
- オピオイドに対する誤解に対して，正しい知識を伝えて誤解を解くよう説明した。
- 鎮痛効果を実際に感じることで，患者の自己効力感を得ることが大切である。

症例2　オピオイドに対する誤解（家族）

● 41歳女性，乳がん，骨・皮膚転移，胸膜播種

進行乳がんで皮膚転移を自覚するも受診を拒み，疼痛時のみロキソプロフェン錠（ロキソニン®）で対応していたが，疼痛増強にて救急外来を受診し入院となった。入院後，主治医はオピオイドの導入を勧めたが，母親が拒否しているとのことであった。主治医より「薬剤師からもオピオイドについて説明して，母親の誤解を解いてほしい」との依頼があった。

面談初日（母親）「父はモルヒネを投与されて意識がおかしくなって，すぐに亡くなりました。娘にはまだ生きていてほしいので，そんな薬は使ってほしくないです」

> ✏️ この症例にどのような対応をしますか？

🔍 この症例の結果①

まずは母親の同席のもとで，患者本人に痛みの状況や困っていることなどをお聞きした。オピオイドによって痛みを軽減できることを伝えたところ，本人は使用に関して抵抗はなかったが，母親は抵抗感を示した。家族のつらい体験を傾聴し，「以前はがんの末期になってからモルヒネを開始していたので，開始後にすぐに亡くなられた印象をもつ方が多いんです。しかし，現在は痛みがあれば早期からの使用が推奨されていて，QOL改善や予後の延長も認められているので死期を早めることはありません」と伝えた。また，患者の苦痛をそばで見ている家族もつらさを感じており，オピオイドによって患者本人の苦痛が和らぎ，その方らしく過ごせることのメリットについて説明した。その結果，母親も納得し，本人および家族ともにオピオイドの開始に納得された。

面談2回目（母親）「あの薬を始めてから，娘は痛みが和らいで食事もできるようになったと言っています。でもずっと使い続けるのはやはり心配です」

> **Lesson2　オピオイドの導入と患者・家族への対応**

> ✏️ **母親にどのような説明をしますか？**

🔍 **この症例の結果②**

継続使用が心配な理由を聞くと，「だんだん薬が効かなくなって，薬の量が増えるのではないか」と話された。痛みの強さに応じて適切に薬の量を調節するが，上限はないこと，薬の量が増えても中毒にはならないこと，万が一副作用が発現した場合には対処する方法があることなどを説明したところ，納得された。その後，オピオイド継続にて在宅療養となった。

💡 **ポイント**

患者の家族は，患者の疼痛緩和の協力者として重要である。家族や親族の体験から，家族内にもオピオイドに対するバリアが存在することがあるため，患者のみならず家族に対しても適切な説明を行い，誤解を解くことが重要である。
患者・家族のオピオイドに対する誤った知識や体験が，将来にも引き継がれることがないように，医療者が行う説明や対応は十分に注意する。

🌿 オピオイドの副作用についての説明

オピオイドの開始時には，予想される副作用とその対策についてあらかじめ説明を行うことが重要である。十分な説明がない状況で副作用が発現すると，患者・家族の不安が助長され，服薬アドヒアランスを低下させる。本来は痛みを軽減するためのオピオイドが，副作用でさらに苦痛が増えるという本末転倒にならないような対策が必要である。発現頻度の高い副作用は，悪心・嘔吐，便秘および眠気である[1]。

1. 悪心・嘔吐

オピオイドの副作用としての悪心・嘔吐の発現頻度は10～30％程度で，投与開始初期に起こりやすいが，数日～1週間で耐性が生じて症状は治まることが多い[7]。しかし，悪心・嘔吐は発現すると患者にとって不快なため，服用継続や増量が困難になる場合があり，積極的な対策が必要である。

対策としては一般的にプロクロルペラジン錠（ノバミン®）が用いられているが，ガイドライン[1]では制吐薬の予防投与の有効性を示すエビデンスがないこと，また，錐体外路症状や眠気などの副作用のリスクもあることから，オピオイド開始時に必ずしも制吐薬を併用する必要はないとされている。悪心・嘔吐の出現時にはすぐ使用できるよう制吐薬を用意しておくことと，患者の状態に応じて予防投与してもよいこととなっているが，漫然と使用せず，1週間程度で評価を行って制

吐薬を中止する必要がある[1]。

2. 便秘

　オピオイドの副作用による便秘は高頻度に発現し，耐性形成はほとんど起こらない。対策としてはオピオイド開始時から下剤の予防投与が必要であり，オピオイド服用中は継続投与が必要である。患者の排便状況に応じて適切な下剤を選択する[1]。

3. 眠気

　オピオイドの副作用としての眠気は投与開始初期に起こりやすいが，耐性が速やかに生じ，数日以内には軽減ないし消失することが多い。強い痛みがある間は発現しにくいが，投与量が鎮痛用量を超えている場合には発現する[6]。発現機序はオピオイドの中枢神経系の抑制作用によるものと考えられている。

　対策としては，患者にとって眠気が心地よいものか不快なものかを尋ねて，不快でなれければ経過観察とする場合もある。不快な場合には，投与量の減量またはオピオイドスイッチングなどを考慮する。以前はメチルフェニデート錠（リタリン®）が使用されていたが，現在はナルコレプシー以外では使用できない状況である[6]。

症例3　オピオイドによる悪心・嘔吐が心配

○ 77歳女性，肺がん，胸壁浸潤
胸壁浸潤による胸部痛（体性痛と神経障害性疼痛が混在した痛み）に対してモルヒネ徐放錠（MSコンチン®）10mg 1回1錠 1日2回（12時間ごと）と，レスキュー薬としてモルヒネ内服液（オプソ®）5mgが開始された。服用開始前に外来で薬剤師が面談し，現在の痛みの状況を聞き取り，疼痛アセスメントを行った。さらに，オピオイドの効果と副作用などについて説明した。

面談初日の患者「胸の痛みは重苦しい感じでつらいです。今日は先生が強い痛み止めを出すと言っていました。吐き気に関しては，妊娠悪阻や車酔いもひどかったので不安です」

> ✎ この患者さんの悪心・嘔吐のリスクをアセスメントしてください。
>
> ....
>
> ✎ どのような処方提案をしますか？
>
> ....

🔍 この症例の結果

患者への聞き取りから妊娠悪阻や車酔いの経験があることがわかり，悪心・嘔吐リスク

Lesson2　オピオイドの導入と患者・家族への対応

が高い可能性が考えられた。本人も悪心・嘔吐への不安から制吐薬を希望したため、ドンペリドン錠（ナウゼリン®）5mgの頓服を処方依頼した。プロクロルペラジン（ノバミン®）の選択肢も考えられたが、ノバミン®は本来、抗精神病薬でありアカシジアの発現も懸念されることから、化学受容器引き金帯ならびに上部消化管に作用し、抗ドパミン作用により効果を発現するナウゼリン®を選択した。

面談2回目「吐き気が数回出現したのでナウゼリン®を服用しました。服用後は治まって、いまは問題なく服用できています」との返事であった。その後、悪心の出現はなかったため、1週間後に制吐薬は中止となった。

💡 ポイント

悪心・嘔吐は患者にとっては苦痛な症状であり、ひとたび出現すると「二度とこの薬は飲みたくない」、「吐き気より痛みを我慢するほうがまし」などと、拒薬の原因になることもある。患者にとって貴重な鎮痛薬の選択肢が消失することにもなりかねないため、発現時にはすぐ対応できるようにしておくことが大切である。

オピオイド導入時には、開始後の副作用の発現状況を確認し、スムーズな導入ができるよう支援することが重要である。

症例4　オピオイド開始により便秘の悪化が心配

◉ 58歳男性、直腸がん、骨転移

入院にてSOX療法（S-1＋オキサリプラチン）を施行中。骨転移による腰部痛（体性痛）と肛門部痛（神経障害性疼痛）に対して、ジクロフェナク錠（ボルタレン®）75mg/日、プレガバリンカプセル（リリカ®）150mg/日、トラマドールOD錠（トラマール®）150mg/日にて疼痛コントロールを行っていた。肛門部痛が増強したため、トラマール®を中止しタペンタドール徐放錠（タペンタ®）100mg/日（12時間ごと）が導入されることとなった。もともと便秘があり、酸化マグネシウム錠（マグミット®）330mg 1回1錠 1日3回が処方されていた。

面談初日の患者「とうとう麻薬を使うと言われました。いままでは強い薬には抵抗があって、ボルタレン®で何とか我慢していました。この痛みはなくしてほしいけど、いまでも便が出にくいので心配です」

✏️ **この患者さんから追加で聞きたい情報は何ですか？**

....

....

....

> ✏️ **どのような処方提案が考えられますか？**
>
> ....
>
> ....
>
> ....

🔍 この症例の結果

開始時の排便状況を確認したところ，現在はマグミット®を服用しているが，硬便が3日に1回程度あり，また骨転移痛のために排便時にいきむことができないとのことであった。タペンタ®は，消化器症状の副作用が他のオピオイドに比べて少ないといわれているが，なるべく自然に排便ができるようにマグミット®330mg 1回2錠 1日3回への増量を提案した。

患者「麻薬の錠剤もサイズが大きいし，副作用のための錠剤がさらに増えるのはしんどいです…」

タペンタ®で効果があれば他の鎮痛薬を減量できるかもしれないことを説明。便性状はやや硬便であったが，患者の希望からマグミット®は増量せず，服用錠数を増やさずに調節可能なピコスルファート内用液（ラキソベロン®）の頓用を追加提案した。

面談3日目「毎晩ラキソベロン®を15滴ずつ使うと，毎日排便があるようになり，いまは順調です。痛み止めも効いて動けるようになりました。でも少し眠たいです」

眠気で日常生活に支障があるか，不快かどうかを尋ねたところ，特に不快ではないとの返答であった。眠気は1週間程度で治まるといわれているが，痛みが軽減していたため，効果が乏しかったリリカ®の減量・中止を提案した。その後も眠気が改善されないようなら，オピオイドの減量や変更を検討することを伝えた。その後，1週間経過後には眠気は消失しており，鎮痛効果も得られていたためオピオイドは同量で継続とした。

💡 ポイント

便秘対策として，オピオイド開始時から下剤が併用されるが，排便状況や患者の意向にあわせて薬剤選択を行う必要がある。変化する病状や状態に応じて対応する。

オピオイドの開始とともに副作用対策の薬剤が増えるため，患者にとっては負担になる場合がある。可能な限り服用錠数を減らし，服用困難な場合には剤形や投与経路の変更などを検討する。

🌿 オピオイドの外来導入，痛みの自己評価の実践

外来においてオピオイドが開始される場合も多く，患者・家族が不安なく使用できるように支援する必要がある。オピオイドの開始時には伝える情報量が多く，口頭説明だけでは十分な理解が得られない場合もあるので，パンフレットの活用も効果的である。筆者の所属病院では，オピオイド

● Lesson2　オピオイドの導入と患者・家族への対応

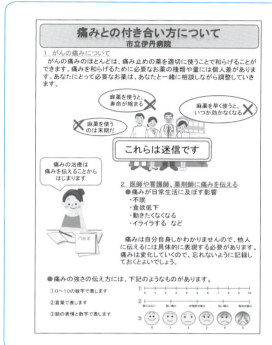
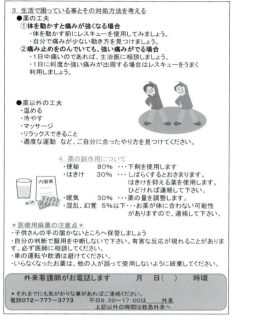

図2　「痛みとの付き合い方について」（患者への説明用パンフレット）

〔市立伊丹病院作成〕

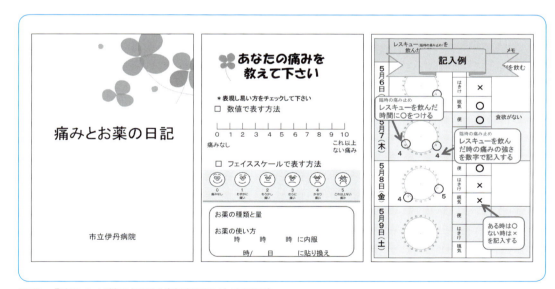

図3　「痛みとお薬の日記」（患者用の治療日記）

〔市立伊丹病院作成〕

の初回開始時には薬剤師がパンフレットを用いて説明を行っている（図2）。
　また，痛みは主観的なものであるため，医療者に痛みを伝える手段として，薬剤の使用状況や痛みの状態を記録する「治療日記」を用いている（図3）。さらに，スムーズにオピオイドを導入す

るために，初回の説明だけで終わるのではなく，初回投与開始の数日後に，看護師が電話で痛みや副作用の評価を行うとともに，患者・家族の相談にも応じている。

引用文献

1）日本緩和医療学会 緩和医療ガイドライン作成委員会・編：がん疼痛の薬物療法に関するガイドライン 2014年版. 金原出版, 2014
2）Sun VC, et al：Overcoming barriers to cancer pain management: an institutional change model. J pain Symptom Manage, 34：359-369, 2007
3）内閣府大臣官房政府広報室：平成26年度世論調査 がん対策に関する世論調査報告書概略版. 2015 （https://survey.gov-online.go.jp/h26/h26-gantaisaku/gairyaku.pdf）
4）Ward SE, et al：Patient-related barriers to management of cancer pain. Pain, 52：319-324, 1993
5）近藤由香, 他：痛みのある外来がん患者のモルヒネ使用に関する懸念と服薬行動に関する研究. 日本がん看護学会誌, 16：5-16, 2012
6）的場元弘, 他・監：がんの痛みと症状緩和に関する多施設共同臨床研究会（SCORE-G）・編：Q＆A でわかるがん疼痛緩和ケア. じほう, 2014
7）日本緩和医療薬学会・編：緩和医療薬学. 南江堂, 2013
8）Bercovitch M, et al：High dose morphine use in the hospice setting. A database survey of patient characteristics and effect on life expectancy. Cancer, 86：871-877, 1999

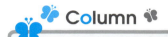

医療者にもバリアがある

　1986年にWHO方式がん疼痛治療法が公表されて以来，近年は医療者に対する緩和ケア研修会も全国で行われており，がん疼痛治療は普及してきました。しかし，いまだ十分に疼痛治療が行われているとはいえない状況もあります。その原因として，1）患者・家族のバリア，2）医療者のバリア，3）システムのバリアの3つがあるといわれています。そのなかで，医療者のバリアとして次のことが指摘されています[1]。

① 疼痛治療に関する知識不足
② 疼痛評価が不十分
③ オピオイドの使用に関する規制についての懸念
④ 患者が依存症になることへのおそれ
⑤ オピオイドの副作用に関する懸念

　医師にもオピオイドの誤解や偏見があることを知ったうえで，薬剤師の視点で疼痛アセスメントを行い，根拠に基づいて患者個々に応じた適切な処方提案を行うことが大切だと思います。また，患者や家族は，医師に話せない痛みやオピオイドの不安を薬剤師に打ち明けてくれることがあります。その情報を医師・看護師と共有し，チーム医療のなかで疼痛治療の処方支援を行っていくことが薬剤師に求められているのではないかと思います。

　薬剤師が関わることで，医療者や患者・家族のバリアが少しでも低くなり，一人でも多くの患者さんが痛みから解放され，その人らしく過ごせるようになることを願います。

引用文献

1) Sun VC, et al：Overcoming barriers to cancer pain management: an institutional change model. J pain Symptom Manage, 34：359-369, 2007

Lesson 3 オピオイドが必要な持続する痛みに対応する

これだけは押さえておこう

- WHO三段階除痛ラダーの第一段階として軽度な痛みには非オピオイド鎮痛薬を，第二段階では弱オピオイドのコデインやトラマドールを使用する。
- 中等度から高度の痛みには，強オピオイドであるモルヒネを中心に，オキシコドン，ヒドロモルフォン，フェンタニル，タペンタドールを積極的に使用する。メサドンは他の強オピオイドで疼痛管理が困難な患者に対して用いる。
- オピオイド開始時の初期投与量は，鎮痛効果と副作用を評価しながら至適用量まで増量を行う。
- オピオイドスイッチングは，オピオイドによる副作用の改善や鎮痛効果の改善を目的に行われる。

Key word

持続痛，弱オピオイド，強オピオイド，オピオイドスイッチング

持続痛の考え方

持続痛（baseline pain）の定義は，「24時間のうちに12時間以上経験される平均的な痛み」である。特徴としては，急激な血圧の変動や心拍数の増加を伴わず，じわじわと継続する痛みである。これにより行動範囲の制限やモチベーション低下へとつながり，日常生活の質を著しく低下させる。そのため，持続痛の特徴を十分理解したうえで，患者にあわせた痛みの治療計画を立てる必要がある。

がんの痛みの原因と治療

がんの痛みは，広義にはがんに罹患した患者に生じるすべての痛みを指し，①がんによる痛み，②がん治療による痛み，③がん・がん治療と直接関連のない痛みの3種類に分類される（表1）。
　がんの痛みはさらに，侵害受容器への刺激による侵害受容性疼痛と，痛覚神経への直接的また

Lesson3　オピオイドが必要な持続する痛みに対応する

表1　がん患者にみられる痛み

① がんによる痛み	内臓痛 体性痛（骨転移痛，筋膜の圧迫・浸潤・炎症による痛み） 神経障害性疼痛 　　脊髄圧迫症候群 　　腕神経叢浸潤症候群 　　腰仙部神経叢浸潤症候群，悪性腸腰筋症候群
② がん治療による痛み	術後痛症候群 　　開胸術後疼痛症候群 　　乳房切除後疼痛症候群 化学療法誘発末梢神経障害性疼痛 放射線照射後疼痛症候群
③ がん・がん治療と直接関連のない痛み	もともと患者が有していた疾患による痛み（脊柱管狭窄症など） 新しく合併した疾患による痛み（帯状疱疹など） がんにより二次的に生じた痛み（廃用症候群による筋肉痛など）

〔日本臨床腫瘍学会・編：新臨床腫瘍学 第2版. 南江堂, 2009／
National Comprehensive Cancer network：Clinical Practice Guidelines in Oncology；Adult Cancer Pain v1. 2006 より〕

表2　痛みの神経学的分類

分類	侵害受容性疼痛		神経障害性疼痛
	体性痛	内臓痛	
障害部位	皮膚，骨，関節，筋肉，結合組織などの体性組織	食道，胃，小腸，大腸などの管腔臓器 肝臓，腎臓などの被膜をもつ固形臓器	末梢神経，脊髄神経，視床，大脳などの痛みの伝達路
痛みを起こす刺激	切る，刺す，叩くなどの機械的刺激	管腔臓器の内圧の上昇 臓器被膜の急激な伸展 臓器局所および周囲組織の炎症	神経の圧迫，断裂
例	骨転移局所の痛み 術後早期の創部痛 筋膜や骨格筋の炎症に伴う痛み	消化管閉塞に伴う腹痛 肝臓腫瘍内出血に伴う上腹部，側腹部痛 膵臓がんに伴う上腹部，背部痛	がんの腕神経叢浸潤に伴う上肢の痺れ感を伴う痛み 脊椎転移の硬膜外浸潤，脊髄圧迫症候群に伴う背部痛 化学療法後の手・足の痛み
痛みの特徴	局在が明瞭な持続痛が体動に伴って増悪する	深く絞られるような，押されるような痛み 局在が不明瞭	障害神経支配領域の痺れ感を伴う痛み 電気が走るような痛み
随伴症状	頭蓋骨，脊椎転移では病巣から離れた場所に特徴的な関連痛を認める	悪心・嘔吐，発汗などを伴うことがある 病巣から離れた場所に関連痛を認める	知覚低下，知覚異常，運動障害を伴う
治療における特徴	突出痛に対するレスキュー薬の使用が重要	オピオイドが有効なことが多い	難治性で鎮痛補助薬が必要になることが多い

〔日本緩和医療学会 緩和医療ガイドライン作成委員会・編：がん疼痛の薬物療法に関するガイドライン 2014年版.
金原出版, p18, 2014 より〕

は間接的な障害による神経障害性疼痛の2種類に大別される。前者の侵害受容性疼痛は，さらに体性組織（筋肉や骨など）の異常に伴い発生する「体性痛」と，内臓の異常に伴い発生する「内臓痛」の2種類に分類される（**表2**）。

表3　がん疼痛治療の目標

第1目標	痛みに妨げられない夜間の睡眠
第2目標	安静時の痛みの消失
第3目標	体動時の痛みの消失

〔日本緩和医療学会 緩和医療ガイドライン委員会・編：がん疼痛の薬物療法
に関するガイドライン2014年版．金原出版，p37，2014より〕

　がんの痛みに対する治療は，「世界保健機関（WHO）方式がん疼痛治療法」が基本となる[1]。WHO方式がん疼痛治療法では，治療に際して守るべき「鎮痛薬使用の原則」が以下のとおり示されている。

---

　①経口的に（by mouth：可能な限り侵襲がなく簡便かつ経済的な経口剤から開始する）
　②時刻を決めて規則正しく（by the clock：持続痛のある患者には時間を決めて定期的に
　　鎮痛薬を投与する）
　③患者ごとの個別的な量で（for the individual：痛みの種類や，薬の効果と副作用などを
　　繰り返し評価して個々の患者の適量を調整していく）
　④そのうえで細かい配慮を（with attention to detail：副作用への対応，痛みやオピオイ
　　ドに関する患者教育を行う）

　これら原則を守り，現実的かつ段階的ながん疼痛治療の目標（表3）を設定することで，その人らしい日常生活に近づけることができる。

鎮痛薬の分類と特徴

　WHO三段階除痛ラダーを図1に，がん疼痛に使用する鎮痛薬を表4に示す。
　軽度な痛みには第一段階の非オピオイド鎮痛薬を使用する。その際，腎機能障害，消化性潰瘍，出血の有無を確認して長期的に使用できる薬剤を選択する。非オピオイド鎮痛薬で十分な鎮痛効果を得られない場合や，最初から中等度の痛みが出現している場合には速やかに第二段階を考慮する。第二段階では，弱オピオイドのコデインやトラマドールを使用する。また，欧州のガイドラインでは低用量の強オピオイド（モルヒネ，ヒドロモルフォン，オキシコドン）も第二段階の推奨薬に分類されており，わが国でも使用可能と考える[2]。
　さらに，中等度から高度の痛みに対しては，強オピオイドであるモルヒネを中心に，オキシコドン，ヒドロモルフォン，フェンタニル，タペンタドールを積極的に使用する。なお，非オピオイド鎮痛薬や鎮痛補助薬の併用ならびに中止はすべての段階で常に考慮する。また，わが国ではメサドンは他の強オピオイドで疼痛管理が困難な患者に対して用いる薬剤である。
　以下に，代表的なオピオイドとその特徴を解説する（表5～6）。

1. コデイン

　コデインのμオピオイド受容体への親和性は，モルヒネの約1/100以下と極めて低く，肝臓の代

■ Lesson3 オピオイドが必要な持続する痛みに対応する

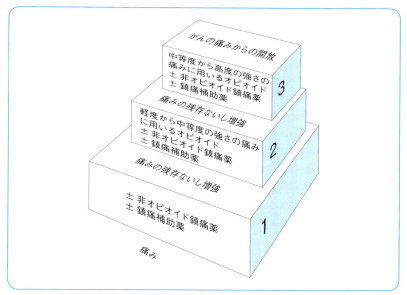

図1 WHO方式三段階除痛ラダー

〔世界保健機関・編：がんの痛みからの解放；WHO方式がん疼痛治療法 第2版．
金原出版，1996より〕

表4 WHO方式がん疼痛治療法の鎮痛薬リスト

薬剤群	代表薬	代替薬	リスト公表後，日本で使用可能となった薬剤
非オピオイド鎮痛薬	アスピリン アセトアミノフェン イブプロフェン インドメタシン	ナプロキセン ジクロフェナク	ロキソプロフェン セレコキシブ エトドラク メロキシカム
弱オピオイド （軽度から中等度の強さの痛みに用いる）	コデイン	ジヒドロコデイン トラマドール	
強オピオイド （中等度から高度の強さの痛みに用いる）	モルヒネ	オキシコドン メサドン ブプレノルフィン	フェンタニル タペンタドール ヒドロモルフォン

〔世界保健機関・編：がんの痛みからの解放；WHO方式がん疼痛治療法 第2版．金原出版，1996より一部改変〕

謝酵素であるチトクロムP450（CYP）2D6でO-脱メチル化され，モルヒネに変換されることで鎮痛作用を発揮する。一方，日本人の約20～40％はCYP2D6の活性が低く（poor metabolizersもしくはintermediate metabolizers），コデインからモルヒネにほとんど変換できないポピュレーションが存在する。また，コデインは強力な鎮咳作用を有しており，中枢性鎮咳薬としても用いられる。この鎮咳作用はコデインそのものが延髄孤束核の咳中枢を抑制するためであり，孤束核のμオピオイド受容体を介していると考えられているが，詳細は不明である。

通常，成人には1回20mgで1日3回投与から開始し，患者の症状により適宜増減する。

表5　弱オピオイドの特徴

	コデイン	トラマドール
剤形	経口（末，散，錠）	経口 注射
作用部位	μ受容体	μ受容体
タンパク結合率	7%	19.5〜21.5%
生物学的利用率	約53%	68%
主な代謝経路	CYP2D6	CYP3A4 CYP2D6
活性代謝物	モルヒネ ノルコデイン	M1 （O-デスメチルトラマドール）
特徴	• モルヒネに変換されることで鎮痛効果を発現 • 腎機能低下時のM-6-G蓄積 • 鎮咳・鎮静・下痢も適応	• 神経障害性疼痛への効果期待 • 強オピオイドに比較し副作用少ない

2. トラマドール

　トラマドールの剤形には注射剤と経口剤がある。経口剤にはトラマドール錠（ワントラム®，トラマール®）とアセトアミノフェンとの配合錠（トラムセット®）があり，いずれも麻薬指定されていない。トラマドールはラセミ混合物であり，（＋）体および（－）体の光学異性体が等量含まれる。（＋）-トラマドールは，μオピオイド受容体に対してモルヒネの数百〜数千分の1程度の弱い親和性をもつ。一方，（－）-トラマドールのμオピオイド受容体への親和性はないとされている。トラマドールの代謝産物O-デスメチルトラマドール（M1）にも，（＋）-M1と（－）-M1が存在する。（＋）-M1は，弱いμオピオイド受容体作動薬として作用する。また，（＋）-トラマドールはセロトニン再取り込み阻害作用，（－）-トラマドールはノルアドレナリン再取り込み阻害作用を有しており，鎮痛作用に寄与するとされている。したがって，トラマドールは，弱いμオピオイド受容体刺激作用と弱いセロトニン・ノルアドレナリン再取り込み阻害作用の相乗効果により鎮痛作用を発揮すると考えられている。これらの特徴から，トラマドールは侵害受容性疼痛だけでなく，神経障害性疼痛に対しても有効であると期待されている。

　通常，成人には1日100〜300mgを4回に分割経口投与する。至適投与量まで適宜増減するが，1回100mg，1日400mgを超えないこととする。

3. モルヒネ

　モルヒネは鎮痛ならびに呼吸困難感の改善目的に使用される。鎮痛作用は，中枢ならびに末梢のオピオイド受容体を介して発揮される。主なモルヒネの作用機序は，①脊髄後角に存在するμオピオイド受容体を介して一次知覚神経からの痛覚伝達を直接抑制する，②中脳や延髄領域に存在するμオピオイド受容体を介して，下行性疼痛抑制系であるセロトニン・ノルアドレナリン神経などを賦活し，脊髄での痛覚伝達を遮断する，③視床中継核・視床下部・大脳知覚領などで痛覚伝達を遮断することである。また，モルヒネは鎮痛作用以外にも，延髄咳中枢（孤束核）のオピオイ

Lesson3　オピオイドが必要な持続する痛みに対応する

表6　強オピオイドの特徴

	モルヒネ	オキシコドン	ヒドロモルフォン	フェンタニル	タペンタドール	メサドン
剤形	経口（末，錠，液，徐放）注射坐剤	経口（徐放，速放）注射	経口（徐放，速放）注射	口腔粘膜吸収（即効）（バッカル，舌下）経皮注射	経口（徐放）	経口
作用部位	μ受容体δ受容体κ受容体	μ受容体	μ受容体δ受容体κ受容体	μ受容体（μ₁への選択性が高い）	μ受容体	μ受容体δ受容体
タンパク結合率	約35%	45%	24〜30%	84%	約20%	89.4%
生物学的利用率	24%	73.5%	24%	粘膜50%経皮92%	約32%	約85%
主な代謝経路	グルクロン酸抱合	CYP3A4CYP2D6	グルクロン酸抱合	CYP3A4	グルクロン酸抱合	CYP3A4CYP2B6
活性代謝物	M-6-GM-3-G*	オキシモルフォン（微量）	H-3-G	なし	なし	なし
特徴	• 豊富な使用経験• さまざまな剤形• 腎機能低下時のM-6-G蓄積• 呼吸困難に対する効果	• 腎機能低下時使用可• 神経障害性疼痛への効果期待	• 腎機能障害時使用可• 1日1回徐放性製剤• 薬物相互作用が少ない• 高濃度皮下・静脈投与が可能	• 腎機能低下時使用可• モルヒネと比較し消化器症状軽度	• 腎機能低下時使用可• 消化器症状軽度• 神経障害性疼痛への効果期待	• 腎機能低下時使用可• QT延長や呼吸抑制などに注意• 神経障害性疼痛，痛覚過敏への効果期待• 他のオピオイド耐性発現時にも使用可

＊：鎮痛活性はないが神経毒性を有しているとの報告もある。

ド受容体に作用し，興奮性アミノ酸神経系を遮断して鎮咳作用を発揮する。鎮咳作用はコデインよりモルヒネのほうが強力である。その他，延髄呼吸中枢の直接抑制によるCO_2に対する感受性の低下によってチェーン・ストークス呼吸*¹を引き起こし，延髄・橋の全般的な抑制により呼吸リズムや呼吸中枢の応答性を低下させることで呼吸抑制を起こす。

　肝クリアランスが肝血流速度に依存するモルヒネは，肝硬変末期や心不全などの病態で薬物血中濃度が上昇する可能性がある。肝臓では，グルクロン酸抱合体のモルヒネ-3-グルクロニド（M-3-G）およびモルヒネ-6-グルクロニド（M-6-G）へと代謝される。M-3-Gは，オピオイド受容体への親和性がほとんどなく，オピオイド受容体とは別の経路を介して中枢神経系に影響をもつと考えられている。M-6-Gは，オピオイド受容体への親和性があるため，鎮痛や鎮静の作用を有する。いずれの代謝物も腎臓から排泄される。特に重度な腎機能障害患者では，M-6-Gの蓄積により，傾

＊1　無呼吸相と呼吸亢進相が交互に現れる呼吸で，数秒〜数十秒の無呼吸⇒過呼吸⇒減呼吸⇒無呼吸を周期的に繰り返す。呼吸中枢の感受性が低下した場合や脳の低酸素状態のときに観察される。

眠，悪心・嘔吐，昏睡，呼吸抑制などの副作用が強く出る可能性があるので注意が必要である。

　徐放製剤の場合，通常，成人には1日20〜120mgを製剤ごとの特性に応じて分割投与し，患者の症状により適宜増減する。

4. オキシコドン

　オキシコドンはアヘンからモルヒネを抽出する過程で分離されるテバインの誘導体である。鎮痛作用はモルヒネと同様でμオピオイド受容体に選択的に作用し，神経障害性疼痛への有効性も報告されている。オキシコドンは，CYP3A4により非活性代謝物のノルオキシコドン，CYP2D6により活性代謝物のオキシモルフォンへと代謝される。オキシモルフォンは，オキシコドンの約14倍の鎮痛効果を有するが，代謝物量は微量である。さらに，肝臓ですぐにグルクロン酸抱合されて不活性化するため，腎機能低下時の蓄積はほとんど問題とならない。オキシコドンはモルヒネと同様に肝クリアランスが肝血流速度に依存する薬物であり，肝硬変末期や心不全などの病態で血中濃度が上昇する可能性がある。

　徐放製剤の場合，通常，成人には1日10〜80mgを2回に分割投与し，患者の症状により適宜増減する。

5. フェンタニル

　フェンタニルは合成オピオイドであり，鎮痛作用はモルヒネと類似している。フェンタニルはCYP3A4により*N*-脱アルキル化と水酸化を受け，非活性代謝物のノルフェンタニルに代謝される。代謝物の大部分は尿中に排泄されるが，非活性であることから腎機能低下時にも蓄積を考慮する必要はない。タンパク結合能が高いため，低アルブミン血症など血漿タンパク結合率が低下する場合には遊離形分率が上昇する可能性がある。また，μオピオイド受容体の細胞内陥入を起こしやすく，慢性疼痛下では受容体リサイクリングが抑制されるため，モルヒネと比較して鎮痛耐性（Lesson2，p.34）を起こしやすい。

　経皮吸収型製剤の場合，原則として，他のオピオイドが一定期間投与され忍容性が確認された患者に対して切り替えて使用することができる。3日（72時間）ごと，または1日（24時間）ごとに貼り替える製剤がある。初回貼付用量は，貼付前に使用していたオピオイドの用量から換算目安表（表7）に基づき算出し，その後の貼付用量は患者の症状により適宜増減する。

6. タペンタドール

　タペンタドールは，トラマドールのμオピオイド受容体への作用とノルアドレナリン再取り込み阻害作用を強化しつつ，セロトニン再取り込み阻害作用を減弱させた合成オピオイドである。μオピオイド受容体への作用およびノルアドレナリン再取り込み阻害作用の相乗効果により鎮痛作用を発揮し，神経障害性疼痛への効果も期待されている。さらに，オキシコドンと比較して消化器症状が軽度であることが報告されている。

　タペンタドールは肝臓でグルクロン酸抱合され，非活性代謝物のタペンタドール-*O*-グルクロニドに代謝される。代謝物の大部分は尿中に排泄されるが，非活性であることから腎機能低下時にも使用しやすい薬物である。

　通常，成人には1日50〜400mgを2回に分割投与し，患者の症状により適宜増減する。

Lesson3　オピオイドが必要な持続する痛みに対応する

表7　オピオイド換算目安表

経口・坐剤・経皮	経口モルヒネ (mg/日)	30	60	120	180	240
	モルヒネ坐剤 (mg/日)	20	40	80	120	
	経口オキシコドン (mg/日)	20	40	80	120	160
	経口ヒドロモルフォン (mg/日)	6	12	24	36	48
	デュロテップ®MTパッチ (mg/3日) フェンタニル3日用テープ (mg/3日)	2.1	4.2	8.4	12.6	16.8
	フェントス®テープ (mg/日)	1	2	4	6	8
	ワンデュロ®パッチ (mg/日)	0.84	1.7	3.4	5	6.7
	経口タペンタドール (mg/日)	100	200	400		
	経口トラマドール (mg/日)	150	300			
	コデイン (mg/日)	180				
	ブプレノルフィン坐剤 (mg/日)	0.6	1.2			
静脈・皮下	モルヒネ注 (mg/日)	15	30	60	90	120
	フェンタニル注 (mg/日)	0.3	0.6	1.2	1.8	2.4
	オキシコドン注 (mg/日)	15	30	60	90	120
	ヒドロモルフォン注 (mg/日)*	1.5	3.0	6.0	9.0	12.0

＊：添付文書でのヒドロモルフォン注の換算は，経口ヒドロモルフォンの1/5，モルヒネ注の1/8となっている。
この表のヒドロモルフォン注は，その下限値と上限値のおおよその平均値を使用している。

〔日本緩和医療薬学会・編：緩和医療薬学，南江堂，p59, 2013より一部改変〕

7. ヒドロモルフォン

　ヒドロモルフォンは，モルヒネから誘導された水素化ケトン体で半合成オピオイドである。鎮痛作用や副作用はモルヒネ，オキシコドンと同等である。肝臓で主にグルクロン酸抱合体のヒドロモルフォン-3-グルクロニド (H-3-G) に代謝され，一部グルコース抱合を受ける。ヒドロモルフォンおよびH-3-Gはともに，CYPの阻害や誘導の影響は受けないため，薬物相互作用は少ない。また，主要代謝物であるH-3-Gの薬理活性はほとんどなく，尿中未変化体の排泄率も低いため，腎機能低下時にはモルヒネよりも忍容性が高いと考えられている。

　通常，成人には1日4～24mgを1回で投与し，患者の症状により適宜増減する。

8. メサドン

　メサドンは，μオピオイド受容体への親和性が高い。また，μオピオイド受容体への作用だけでなく，NMDA受容体拮抗作用，セロトニン・ノルアドレナリン再取り込みを行うモノアミントランスポーターの阻害作用も有する。メサドンは他のμ受容体アゴニストとの交差耐性[2]が不完全なため，モルヒネや他のオピオイドで鎮痛を得られない症例や耐性を発現した症例に使用する。ま

---

[2]　ある薬物を投与し続けた結果，当初得られた薬理作用が徐々に減弱していく「耐性」が起こると，類似構造や同じ作用機序をもつ別の薬物でも耐性が生じることがある。これを「交差耐性」という。

た，μオピオイド受容体への作用以外の機序を有するため，神経障害性疼痛に対しても鎮痛効果を期待できる。

メサドンは肝臓のCYP3A4およびCYP2B6で主に代謝され，一部CYP2D6，CYP2C8，CYP2C9，CYP2C19でも代謝される。一方で，CYP3A4およびCYP2B6の誘導作用も有している。活性代謝物は存在しない。消失半減期は約30〜40時間と長いため，定常状態に達するまで約1〜2週間を要する。

通常，成人の初回投与量は，投与前に使用していた強オピオイドの用法・用量を勘案して，1回5〜15mgを1日3回経口投与する。その後の投与量は患者の症状により適宜増減する。

🌿 オピオイドによる副作用

オピオイドによる副作用は，悪心・嘔吐，便秘，眠気などに代表されるさまざまな症状があり，その発現の時期や頻度も異なる。いずれの副作用もオピオイドに対するアドヒアランスの低下につながるため，患者ごとに細やかなモニタリングと対応が必要である。また，がんの治療や進行に伴う患者状態の変化と類似していることも多く，その鑑別も重要である。以下にオピオイドの代表的な副作用を示す。

1. 悪心・嘔吐

投与初期あるいはオピオイドの増量時に起こることが多い。ただし，数日以内に耐性を生じ，症状が治まってくることが多い（Lesson7，p.100も参照）。

2. 便秘

高頻度に起こり，耐性の形成はほとんど起こらない。そのため，継続的な下剤の投与や排便姿勢の指導をするなどの対策が必要になる（Lesson8，p.112も参照）。

3. 眠気

投与開始初期や増量時に出現する。ただし，耐性が速やかに形成され，数日以内に軽減・消失することが多い。痛みの有無や眠気の強弱を判断し，オピオイド投与量やオピオイドスイッチング（後述）を考慮する。

4. せん妄・幻覚

投与開始初期や増量時に出現する。がん患者ではさまざまな要因でせん妄・幻覚が出現することが知られており，オピオイド以外の原因と鑑別する必要がある（Lesson10，p.140も参照）。

5. 呼吸抑制

投与開始初期や増量時に出現する。がん疼痛の治療を目的としてオピオイドを適切に使用する限り，低酸素血症になることはまれである。呼吸回数はおおむね10回／分を目安とし，それ以下となる場合は呼吸抑制への対応を行う。多くは呼吸抑制が生じる前に眠気を生じるため，眠気が確認された時点で呼吸抑制について評価をする必要がある。ただし，眠気の少ないフェンタニル開始

> ▶ Lesson3　オピオイドが必要な持続する痛みに対応する

初期や増量時には注意が必要である。

　オピオイドによる呼吸抑制が出現した場合は，以下の対応を行う。

> ・軽度であれば眠気や痛みの状態を確認し，オピオイドの減量やオピオイドスイッチング
> 　を考慮する。
> ・低酸素血症になることはまれであるが，その場合には酸素吸入を開始して経過観察する。
> ・重篤な場合はオピオイド拮抗薬のナロキソンを使用する。ナロキソンは，血中半減期
> 　ならびに作用持続時間が短いため，患者状態にあわせて30〜60分間隔で複数回投与
> 　することがある。ナロキソン投与により痛みの再燃，興奮，せん妄などの症状が新たに
> 　出現する可能性があるため，少量（1回量0.04〜0.08mg）からの開始が推奨される。

🌿 オピオイド開始前のチェックポイント

　オピオイドの開始前には，特に肝機能・腎機能の確認を行う必要がある。

1. 肝機能障害がある患者

　オピオイドは肝臓で代謝されるため，肝機能障害時には注意が必要である。肝代謝型薬物の血中濃度を定性的に推察する方法として，肝代謝能の指標であるChild-Pughスコアが用いられる。ASTやALT値の変動は重要であるが，肝細胞が広範囲に壊死している肝不全や肝硬変などの病態でも正常値を示している場合がある。そのため，総ビリルビン（T-Bil）の上昇やプロトロンビン時間活性（PT％）の低下などにも着目して肝機能を評価することが重要である。

2. 腎機能障害がある患者

　活性代謝物の蓄積により眠気や悪心・嘔吐などの副作用が強く出現することがある。特にモルヒネを使用する際は，軽度から中等度の腎機能障害患者に対しては投与量の減量や投与間隔の延長を行い，重度腎機能障害患者では使用を避けるべきである。

　一方，オキシコドンは活性代謝物のオキシモルフォンの生成量が微量であり，軽度から中等度の腎機能障害患者に対しては注意して使用する。フェンタニル，タペンタドール，メサドンは主に肝臓で代謝され，活性代謝物が存在しないため，腎機能障害時にも使用できる。

　がん患者は進行性の経過をたどり，終末期においては筋力低下に伴い日常生活の活動量が減少する。血清クレアチニン値は筋肉量の影響を受けるため，患者全身状態の変化に十分注意して腎機能を評価することが重要である。

■ 症例1 　NSAIDsがだんだん効かなくなってきた

> ○ 58歳女性，胃がん，多発肝転移，Stage Ⅳ
> 主に腰部に疼痛の訴えがあり，安静時NRSは2であった。前医ではロキソプロフェン錠
> （ロキソニン®）60mg 1回1錠 1日3回の定時服用にて疼痛コントロールされていた。4
> 病日目より安静時NRSが5〜6と疼痛が増悪した。

検査結果

Alb	2.6g/dL	AST	40U/L	ALT	14U/L	LDH	575U/L
ALP	860U/L	Cre	0.85mg/dL	T-Bil	1.0mg/dL	WBC	7,000/μL
Hb	10.5g/dL	PLT	25.6×10^4/μL	PT	90%		

入院初回面談時の患者「いままではロキソニン®を飲んでいれば家事もできていて問題なかったのですが，最近は飲んでも効き目が弱くなった気がします。一日中腰が痛くて，横になっていてもずっと同じ体勢だと痛みが強くなるのでよく眠れません」

✎ **この患者さんの症状についてアセスメントしてください。**

✎ **どのような処方提案をしますか？**

🔍 **この症例の結果**

腰部に疼痛の訴えがあることからMRI検査を実施した。その結果，腰椎への転移が認められ，体性痛であることが確認された。ロキソニン®だけでは十分な鎮痛効果が得られない痛みであるため，トラマドールOD錠（トラマール®）25mg 1回1錠 1日4回の併用を主治医に提案し，夜間の睡眠確保を目標に開始となった。

トラマール®導入後2日目「少し痛みが良くなった気がします。でも，まだ腰に痛みがあり，よく眠れないです」。トラマール®の導入により痛みの緩和は実感されているが，十分な睡眠時間の確保には至っていない。トラマール®による傾眠などの副作用がないことを確認し，トラマール®50mg 1回1錠 1日4回まで増量した。その結果，夜間の睡眠を確保することができた。

💡 **ポイント**

持続痛の緩和が非オピオイド鎮痛薬だけでは不十分であると判断し，弱オピオイドであるトラマール®の併用を提案した。特に本症例では多発肝転移を認めるため，オピオイド開始前には血液検査で肝機能および腎機能を確認し，薬物の代謝および排泄能を十分に評価する必要がある。

腎機能はクレアチニンクリアランスやGFRで評価を行い，肝機能はAlb，AST，ALT，γ-GTP，T-Bil，PT％に注意して評価する。

Lesson3　オピオイドが必要な持続する痛みに対応する

オピオイドの用量調節

　オピオイド開始時の初期投与量は，一般的に経口モルヒネ換算20～30mg/日とし，鎮痛効果と副作用を評価しながら至適用量まで増量を行う。増量を行う際は，短時間作用型オピオイド（short-acting opioid）のレスキュー薬の使用回数を参考にしながら，定時オピオイド投与量の30～50%増量を目安とし，患者の状態に応じて増減する。ただし，即効型オピオイド製剤（rapid-onset opioid）は定時オピオイドの用量調節の指標とはならず，依存形成しやすいことから注意を払う必要がある。

　オピオイドの増量は，薬物の消失半減期や製剤の特徴，肝・腎機能や年齢，疼痛状態など多角的な視点で行う必要がある。痛みが強く，迅速な鎮痛効果が必要な場合は，調整のしやすい持続静注や持続皮下注，経口の短時間作用型オピオイドによる治療を行う。

症例2　オピオイド開始後に便秘，悪心が出現。さらに痛みも強くなってきて…

● 69歳男性，膵がん，腹腔神経叢浸潤，リンパ節転移
上腹部痛および背部痛のため，セレコキシブ錠（セレコックス®）100mg 1回1錠 1日2回が処方されていたが，痛みが緩和しないとの訴えがあった。

検査結果

Alb	3.2g/dL	AST	23U/L	ALT	14U/L	LDH	358U/L
ALP	267U/L	Cre	0.9mg/dL	T-Bil	0.9mg/dL	WBC	5,700/μL
Hb	12.2g/dL	PLT	$37.4\times10^4/\mu$L	PT	95%		

初回面談時の患者「痛み止めをもらって毎日ちゃんと飲んでいるけど，お腹と背中の痛みが全然良くなりません。何だかずーんと重い痛みと電気が走るような痛みが混ざっている感じがします」

🖉 この患者さんの症状についてアセスメントしてください。

🖉 どのような処方提案をしますか？

🔍 この症例の結果①

　主訴は上腹部痛および背部痛である。疼痛の分類としては，腹部の重い痛みは膵がんによる内臓痛，電気が走るような痛みは腹腔神経叢への浸潤による神経障害性疼痛の混合性疼

痛と考えられ，オキシコドン徐放錠（オキシコンチン®TR）10mg 1回1錠 1日2回と，レスキュー薬としてオキシコドン散（オキノーム®）2.5mg 1回1包の導入を提案した。

オキシコドン導入5日後「新しい痛み止めを飲み始めて，重い痛みも電気が走るような痛みも楽になりました。ただ，以前は酸化マグネシウム（0.9g/日）を飲んでいたら普通に便が出ていたのですが，最近便が硬くて出にくくなりました。それと，便秘があるせいか吐き気もあります」

> ✎ 患者さんの症状をアセスメントし，処方提案について考えてください。
>
> ....
> ....
> ....

🔍 この症例の結果②

患者は酸化マグネシウム（マグミット®）0.9g/日を自己調節して服用していた。オピオイド導入後，便が硬く，排便に苦慮しているため，まずはマグミット®1.5g/日へ増量し，便秘時ピコスルファート内用液（ラキソベロン®）15滴/回を追加した。疼痛コントロールは良好なため，鎮痛薬の減量や変更は行わず，緩下剤で症状緩和が得られるか経過観察した。

オキシコドン導入8日後「下剤を増やし，やっと便が出てすっきりしました。痛みも楽になり調子はいいのですが，一日中何となく胃がむかつく感じです」

> ✎ 患者さんの症状をアセスメントし，処方提案について考えてください。
>
> ....
> ....
> ....

🔍 この症例の結果③

オピオイド開始から8日経過して排便は改善したが，持続する悪心を訴えた。オキシコンチン®TR導入初期の悪心であると考え，プロクロルペラジン（ノバミン®）5mg 1回1錠1日2回を上限として10回分の頓用処方を提案した。

ノバミン®追加後「吐き気止めを飲むようになって，胃のむかつきはなくなりました」
その後，ノバミン®による錐体外路症状などの副作用もなく，7日が経過した。悪心への耐性も形成されたと考え，ノバミン®を中止とした。

その後「吐き気も便秘も良くなりましたが，最近，痛み止めを飲んでいても日中に痛みが強くなってきたような気がします。オキノーム®を使っても1時間くらいしか効果がないです。一日7〜8回くらいオキノーム®を使います」

Lesson3　オピオイドが必要な持続する痛みに対応する

> 🖊 患者さんの症状をアセスメントし，処方提案について考えてください。
>
> ....
>
> ....
>
> ....

🔍 この症例の結果④

これまでのセレコックス®200mg/日，オキシコンチン®TR20mg/日，オキノーム®2.5mg/回の服用でも持続痛と突出痛のコントロールが不良となってきたため，定時投与薬のオキシコンチン®TRを30mg/日（10mgと5mg錠をそれぞれ1回1錠　1日2回），レスキュー薬のオキノーム®を5mg/回へと増量した。

オキシコドン増量後2日目「お薬を増やして痛みが良くなってきた気がします。痛みが良くなってきたので，食べる元気も少しずつ出てきました」

💡 ポイント

本症例は，これまで述べたように内臓痛および神経障害性疼痛の混合性疼痛である。オキシコドンは神経障害性疼痛にも有効性が高いとする報告もあり[3]，オキシコドンが開始された。オピオイドの副作用である便秘は耐性がほとんど形成されないことが知られている。そのため，オピオイドが投与され便秘が発現した患者に対しては緩下剤の投与を行う。本症例では，オキシコドン開始前よりマグミット®を服用していたが，オキシコドンの導入により排便不良となった。そこで浸透圧性下剤であるマグミット®の服用量が少ないことから増量を行った[4]。ただし，マグミット®を増量する際には，患者の腎排泄能に注意をする必要がある。高齢者で腎機能が低下している患者では高マグネシウム血症を起こす可能性があるため，ルビプロストン（アミティーザ®）などの代替薬も常に考えておく必要がある[5]。また，国内で開発された末梢性μオピオイド受容体拮抗薬のナルデメジン（スインプロイク®），グアニル酸シクラーゼC受容体作動薬のリナクロチド（リンゼス®），胆汁酸トランスポーター阻害薬のエロビキシバット（グーフィス®）など，オピオイド誘発性の便秘に対して使用できる新規薬物が次々と販売されているので，各薬物の特徴をよく理解しておく必要がある（詳しくはLesson8参照のこと）。

便秘の悪化は悪心の誘発にもつながるので，どちらの副作用にも常に注意を払う必要がある。本症例では，緩下剤投与により排便が改善しても悪心が出現してきた状況から，胃内圧の上昇による悪心ではなくオピオイドの化学受容器引き金帯（CTZ）を介した関与が考えられたため，ノバミン®が追加された。ただし，服用中はアカシジアなど錐体外路症状に注意する必要がある。近年はノバミン®の使用頻度は少なくなりつつあり，非定型抗精神病薬であるリスペリドン（リスパダール®）やオランザピン（ジプレキサ®）などの使用が増えている。ジプレキサ®使用時は高血糖を誘発しやすいため，糖尿病の既往のある患者では使用禁忌である（悪心に対する抗精神病薬についてはLesson7を参照）。

がん患者では，NSAIDsやオピオイドを投与していても，病気の進行に伴い徐々に疼痛コントロールが不良となるケースに遭遇する。本症例でも，病気の進行に伴い持続痛と突出痛のコントロールが不良となった。「がん疼痛の薬物療法に関するガイドライン」では，鎮痛効果が得られない持続痛および突出痛に関して，オピオイドの増量は推奨グレード1Bに位置づけられている[6]。本症例でもガイドラインに準じて定時オピオイドを30〜50％増量し，レスキュー薬は定時投与量の10〜20％を目安に増量した。

オピオイドスイッチングのポイント

オピオイドスイッチングとは，「オピオイドの副作用により鎮痛効果を得るだけのオピオイドを投与できないときや，鎮痛効果が不十分なときに，投与中のオピオイドから他のオピオイドに変更すること」と定義されている[7]。広義には，オピオイドの投与経路変更や経済的理由による変更などもオピオイドスイッチングに含まれることがある。

1. オピオイドスイッチングの目的
(1)副作用の改善
投与中のオピオイドやその代謝物により引き起こされる副作用（便秘，眠気，悪心・嘔吐，せん妄，幻覚など）は，オピオイドスイッチングにより改善が期待できる。
(2)鎮痛効果の改善
同じオピオイドを長期間投与した場合，獲得耐性を生じやすく，使用中のオピオイドの鎮痛効果が減弱することがある。オピオイドスイッチングは異なるオピオイド間の不完全な交差耐性を利用した手法でもあるため，減弱した鎮痛効果を新たなオピオイドで再び回復することが期待できる。

2. オピオイドスイッチング前の確認事項 ☑
☐ 痛みの原因把握を行った。
☐ 疼痛治療の原則に戻った。
☐ 副作用対策を十分に行った。
☐ 患者の状態変化に配慮した。
☐ 使用前後のオピオイドの特性を考慮した。

3. オピオイドスイッチングの実際
①スイッチ前後のオピオイド間の等力価換算量（表7）を求める。ただし，換算量はあくまで目安であるため患者の状態に応じて適宜増減して算出する。
②変更する薬剤の製剤的特徴を考慮し，新しいオピオイドの投与開始時間や投与間隔を決定する（表8）。大量のオピオイドを使用している場合には，一度に変更せず，数回に分けて変更する計画を立てる。痛みが増強する可能性も考慮し，レスキュー薬の準備をする。
③オピオイドスイッチングの目的は，完全な製剤の変更ではなく，患者の疼痛緩和や副作用の軽

Lesson3 オピオイドが必要な持続する痛みに対応する

表8 製剤ごとのオピオイドスイッチングのタイミング

先行（変更前）オピオイド	新規（変更後）オピオイド	タイミング
1日2回のオピオイド徐放製剤	フェンタニル貼付剤	先行薬の最終投与と同時に貼付
	オピオイド持続注入	先行薬の投与時刻に新規オピオイドを開始（または半分の流速で開始，6～12時間後に換算量とする）
1日1回のオピオイド徐放製剤	フェンタニル貼付剤	先行薬投与12時間後に新規オピオイドを貼付
	オピオイド持続注入	先行薬の投与時刻に新規オピオイドを開始
オピオイド持続注入	オピオイド徐放製剤	先行薬中止と同時に新規オピオイドを開始
	オピオイド持続注入	
	フェンタニル貼付剤	新規オピオイド貼付後，6～12時間後まで持続注入を併用
フェンタニル貼付剤	オピオイド徐放製剤	先行薬中止（剥離）の6～12時間後に新規オピオイドを開始
	オピオイド持続注入	先行薬中止（剥離）の6～12時間後に新規オピオイドを開始（または6時間後に半分の流速で開始，8～12時間後に換算量とする）

〔日本緩和医療薬学会・編：緩和医療薬学，南江堂，p60, 2013より〕

減が目的である。そのため，患者の状態を注意深く観察し，その患者にあった最適な投与設計を行う。

症例3 オピオイドスイッチングの実際

● 60歳女性，乳がん，肺転移，骨転移

骨転移に伴う背部痛（体性痛）のため，モルヒネ徐放錠（MSコンチン®）30mg 1回1錠1日2回を定時服用して良好な疼痛コントロールが得られていた。しかし，徐々に腎機能の低下が認められ，それと同時に眠気と悪心が出現してきた。

検査結果

Alb	3.2g/dL	AST	33U/L	ALT	22U/L	LDH	478U/L
ALP	2,852U/L	Cre	2.36mg/dL	T-Bil	0.7mg/dL	WBC	3,500/μL
Hb	10.9g/dL	PLT	$15.8 \times 10^4/\mu$L	PT	90%	Na	137mEq/L
Cl	109mEq/L	Ca	9.2mg/dL				

初回面談時の患者「いままで痛み止めを飲んでいて，ずっと調子がよかったです。でも，ここ数日は一日中眠くて，吐き気もときどき出てきて，お薬を飲むのもつらいです。痛みはあるのですが，それよりもこの眠気と吐き気をどうにかしてほしいです」

> 🖋 この患者さんの症状についてアセスメントしてください。
>
> ....
>
> 🖋 どのような処方提案をしますか？
>
> ....
>
> ....

🔍 この症例の結果

腎機能の低下に伴いモルヒネの代謝物の蓄積が起こっている可能性が示唆され，さらに，悪心により薬を内服するのがつらいとの訴えが聞かれた。痛みは残存している。そのため，MSコンチン®からフェンタニル貼付剤（フェントス®）2mg 1日1枚貼付へのオピオイドスイッチングを行った。

オピオイドスイッチング後「貼り薬に変えて，痛みも眠気も徐々に楽になりました。薬を飲む負担もなくなったし，吐き気も楽になりました」

💡 ポイント

オピオイド投与中の患者の傾眠を評価する際，まず眠気を誘発するオピオイド以外の要因を除外する必要がある。患者が使用している併用薬にも注意する必要があるが，それ以外に，血液検査値の異常や脳転移の可能性などを考える必要がある。本症例では脳転移はなく，高Ca血症や低Na血症などの電解質異常もない。クレアチニン値が 2.36mg/dLと高度腎機能障害が認められることから，モルヒネの代謝物であるM-6-Gの蓄積による傾眠や悪心が出現している可能性が示唆された。傾眠のみであればMSコンチン®の減量も選択肢として考えられるが，患者は内服困難感や痛みも訴えていたため，フェントス®への変更を行った。ただしオピオイドスイッチングの際には，不完全な交差耐性により，換算量よりも少量で鎮痛が維持できる場合もある[6]。そのため，オピオイドスイッチング後には痛みの変化や副作用について十分にモニタリングする必要がある。

🌸 メサドンが適応となる場合と使用時の注意点

メサドンは，モルヒネや他のオピオイドで鎮痛が得られない症例や，耐性を生じた症例に対して効果が期待できる。そのため，日本におけるメサドンの位置づけは，他のオピオイドで効果が得られないときにスイッチングする薬剤である。また，モルヒネでは効果が乏しい神経障害性疼痛に対しても鎮痛効果を示す可能性がある。一方，メサドンの重篤な副作用として，QT延長などの致死的なものも報告されている。

製剤的特徴としては非常に長い消失半減期（約30～40時間）を有し，他の薬剤との相互作用も

Lesson3　オピオイドが必要な持続する痛みに対応する

い。「本剤の投与は，がん性疼痛の治療に精通し，本剤のリスクなどについて十分な知識をもつ医師のもとで，適切と判断される症例についてのみ行うこと」と，添付文書の警告欄に記載があり，医師は製造販売業者の提供する講習を受講するとともに，薬剤師は処方医が講習を修了したことを確認したうえで調剤する。メサドンへのオピオイドスイッチングを行う際は以下の点に留意する。

・他のオピオイドと換算比が確立していない。
・従来のオピオイドによる呼吸抑制などの副作用に加え，QT延長などメサドンに特徴的な副作用がある。
・定常状態に達するまで1週間程度を要するため，投与開始あるいは増量後1週間は投与量の変更を行わない。
・他の薬剤との相互作用が多い。

症例4　メサドンへのオピオイドスイッチングの実際

● 54歳女性，卵巣がん

卵巣がんによる下腹部痛（内臓痛）に対し，オピオイド鎮痛薬を使用。これまでにオキシコドン徐放錠，フェンタニル貼付剤，モルヒネ徐放錠とオピオイドスイッチングを行ってきたが，疼痛および副作用コントロールが不良である。現在はモルヒネ徐放錠を400mg/日服用しているが，鎮痛が十分ではなく，悪心が持続している。

　🖊 この患者さんの症状についてアセスメントしてください。

　🖊 どのような処方提案をしますか？

🔍 この症例の結果

モルヒネ徐放錠を1日260mgへ減量し，メサドン錠（メサペイン®）10mg 1回1錠 1日3回を開始した。翌々日，モルヒネ徐放錠を1日120mgへ減量した。疼痛の出現はなく，悪心も消失した。その翌日，モルヒネ徐放錠を中止し，メサドン錠を同用量で継続した。

💡 ポイント

メサドンは他のオピオイドとの交差耐性が不完全なため，確立した換算比は存在しない。添付文書をみると，モルヒネ徐放錠400mg/日に対してメサドン錠は15mg×3回/日の切り替えになる（表9）。しかし高用量での切り替えに関して，いくつかの論文が報告された。Moksnesら[8]は，先行オピオイドをすべて中止後にメサドンを開始する方式と，

先行オピオイドを3日間かけて減量すると同時にメサドンを増量していく方式を比較したところ，前者のほうがメサドンの血中濃度上昇は早かったが，副作用による脱落例が多かった。このことから，段階的な切り替えが一般的に推奨されている。他のオピオイドからメサドンへの切り替え方法の一覧を表10に示す[9]。

また，メサドンは非常に半減期が長く，定常状態になるまで1〜2週間を要する。そのため，投与開始後1週間は投与量を増量しないことが決められている。また，メサドンは自己代謝誘導を起こすため，1週間程度までは徐々に血中濃度が上昇するが，それ以降は徐々に血中濃度は低下して定常状態に達することになる（図2）[10]。メサドンの薬物動態は非常に複雑であるうえに，QT延長や呼吸抑制などの重篤な副作用が報告されているため，その血中濃度推移を予測しメサドンを使用すべきである。

引用文献

1) WHO guidelines for the pharmacological and radiotherapeutic management of cancer pain in adults and adolescents. World health Organization, Geneva, 2018

表9　メサドンとモルヒネの換算比

メサドン (mg/日)	15 (5mg/回×3回)	30 (10mg/回×3回)	45 (15mg/回×3回)
モルヒネ経口剤 (mg/日)	60≦〜≦160	160＜〜≦390	390＜

〔帝国製薬株式会社：メサペイン添付文書より〕

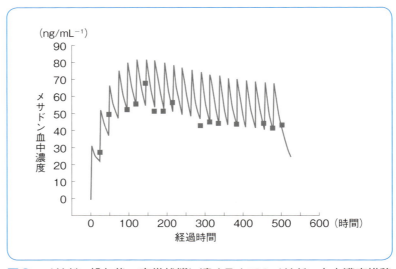

図2　メサドン投与後，定常状態に達するまでのメサドン血中濃度推移

〔Rostami-Hodjegan A, et al：Br J Clin Pharmacol, 48：43-52, 1999 より〕

Lesson3　オピオイドが必要な持続する痛みに対応する

2) Caracen A, et al：Use of opioid analgesics in the treatment of cancer pain：evidence-based recommendations from the EAPC. Lancet Oncol, 13：e58-e68, 2012

3) García de Paredes ML, et al：First evidence of oncologic neuropathic pain prevalence after screening 8615 cancer patients. Results of the On study. Ann Oncol, 22：924-930, 2011

4) Ishihara M, et al：A multi-institutional study analyzing effect of prophylactic medication for prevention of opioid-induced gastrointestinal dysfunction. Clin J Pain, 28：373-381, 2012

5) 厚生労働省科学研究費補助金 平成27年度日本医療開発機構 腎疾患実用化研究事業「慢性腎臓病の進行を促進する薬剤等による腎障害の早期診断法と治療法の開発」薬剤性腎障害の診療ガイドライン作成委員会・編：腎機能低下時の主な薬剤投与量一覧（2015年11月1日）. 薬剤性腎障害ガイドライン2016, 日本腎臓学会誌, 58：477-555, 2016

6) 日本緩和医療学会 緩和医療ガイドライン作成委員会・編：がん疼痛の薬物療法に関するガイドライン 2014年版. 金原出版, 2014

7) 的場元弘, 他・監；がんの痛みと症状緩和に関する多施設共同臨床研究会（SCORE-G）・編：Q & A でわかるがん疼痛緩和ケア第2版. じほう, 2019

8) Moksnes K, et al：Serum concentrations of opioids when comparing two switching strategies to methadone for cancer pain. Eur J Clin Pharmacol, 68：1147-1156, 2012

9) 国分秀也, 他：メサドンの臨床薬物動態. Palliative Care Research, 9：401-411, 2014

10) Rostami-Hodjegan A, et al：Population pharmacokinetics of methadone in opiate users：characterization of time-dependent changes. Br J Clin Pharmacol, 48：43-52, 1999

表10　他のオピオイドからメサドンへの切り替え方法

国内添付 文書	経口モルヒネ換算において， 1日60mg以上，160mg未満の場合，経口メサドン5mg×3回/日。 1日160mgを超え，390mg以下の場合，経口メサドン10mg×3回/日。 1日390mgを超える場合，経口メサドン15mg×3回/日。
方法1	1) 現在のオピオイドを1/3減らし，モルヒネ換算で1日量の10％をメサドン1日量とし8時間ごとに投与。 2) 2～3日で，最初のオピオイド量の1/3量へ減量。 3) 中等度～高度の痛みがあれば，メサドンを増量。 4) 突出痛に対して，レスキュー薬を使用。
方法2	1) モルヒネを中止。モルヒネ1日量の1/5量をメサドン1日量とし8時間ごとに投与。 　※モルヒネ1日量30～180mgまでとする。
方法3	1) 1日目にモルヒネを1/3減らし，以下の割合でメサドンを8時間ごとに投与。 　モルヒネ1日量90mg未満の場合，4：1 　モルヒネ1日量90～300mg未満の場合，6：1 　モルヒネ1日量300mg以上の場合，8：1 2) 2日目に鎮痛コントロールされていればモルヒネを減量。中等度～高度の痛みがあればメサドンを増量。 　レスキュー薬を使用。 3) 3日目にモルヒネ中止。中等度～高度の痛みに対してメサドン増量。レスキューはメサドン1日量の10％を使用。
方法4	1) モルヒネ中止。以下の割合でメサドンを使用。 　モルヒネ1日量90mg未満の場合，4：1 　モルヒネ1日量90～300mg未満の場合，8：1 　モルヒネ1日量300mg以上の場合，12：1 2) レスキューに対して，メサドン1日量の1/6量を使用。
方法5	1) モルヒネ中止。1回量として，30mgを上限に1日モルヒネ投与量の10％のメサドンを投与。 2) 中等度～高度の痛みに対して，必要に応じ，3時間ごとにメサドン投与。 3) 6日目に4日目と5日目の48時間投与量を4分割し，12時間ごとにメサドン投与。

〔国分秀也, 他：Palliative Care Research, 9：401-411, 2014 より〕

Lesson 4 突出痛に対応する

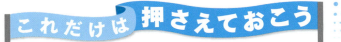

- 患者が突出痛を訴えた場合は，オピオイドの持続製剤が必要量に達しているかどうかや，オピオイドに反応しない痛みではないかなど，原因を検索する。
- レスキュー薬は短時間作用型オピオイド（SAO）と即効型オピオイド（ROO）に分かれる。SAOは効果発現まで20～30分かかるため，予測可能な突出痛への使用が推奨されている。
- ROOは作用発現が10分以内のため，予測不可能な突出痛にも効果が期待できる。ただし持続製剤が投与されていない患者には使えない。
- SAO，ROOとも投与30分後に鎮痛効果をアセスメントし，効果不十分な場合は追加投与や次回の投与量を検討する。

Key word

突出痛，レスキュー薬，ROO，SAO

突出痛の考え方

　突出痛（breakthrough cancer pain）は，主に持続する痛みが鎮痛薬などで制御できている状態で起こる一時的な痛みの増悪である[*1]。オピオイドの持続製剤が投与されていても出現する痛みであり，がん患者の6割に出現し，通常30分以内に消失するとされる（長い場合は1時間程度のこともある）。突出痛は患者にとって身体的な苦痛であると同時に，いつ起こるかわからない痛みへの不安から日常生活に支障を来し，精神的にも苦痛を感じるようになる。突出痛には，意図的な体動などに伴って生じる予測可能なものと，予測不可能なものがある。

　患者が突出痛を訴えた場合，①オピオイドの持続製剤の投与量が必要量に達していない，②オピオイドに反応しない痛み，など原因を区別する必要がある。突出痛が持続痛の増悪であるならば，突出痛に対する薬物療法は持続痛に使用しているオピオイドの増量が原則になる。また，電

[*1] 突出痛には国際的に統一した定義がなく，本文中の記述は欧米でみられる定義である。この定義では定時鎮痛薬の切れ目の痛みは突出痛に含まれないが，日本の「がん疼痛の薬物療法に関するガイドライン2014年版」では切れ目の痛みも突出痛に含めており，「持続痛の有無や程度，鎮痛薬治療の有無にかかわらず発生する一過性の痛みの増強」と定義している。

> Lesson4 突出痛に対応する

撃様痛のような，普段はまったく痛みがなく，突然電気が走るような痛みが出現し，すぐに消失するような神経障害性疼痛には鎮痛補助薬を選択し，それらの痛みを予防する。

🌿 レスキュー薬の分類と特徴

1. SAOとROOの違い

　従来，レスキュー薬とはモルヒネの速放製剤であるオプソ®内服液やオキシコドンの速放製剤であるオキノーム®散などのことであったが，2013年にフェンタニルの速放製剤であるアブストラル®舌下錠，イーフェン®バッカル錠が発売されたことにより，モルヒネ，オキシコドン，ヒドロモルフォンの速放製剤を短時間作用型オピオイド（short-acting opioid；SAO）とし，フェンタニルの速放製剤を即効型オピオイド（rapid-onset opioid；ROO）と区別するようになった（表1）。

　モルヒネ，オキシコドン，ヒドロモルフォンはμおよびκオピオイド受容体に作用するが，フェンタニルはμオピオイド受容体のみに作用するといわれており，この違いにより鎮痛効果と副作用が異なるとされている。また，モルヒネは呼吸困難や咳嗽への効果も期待できるため，痛みに対してROOが使用されている場合でも呼吸困難時や咳嗽時のレスキュー薬にはモルヒネの速放製剤が使用される。

表1　SAOとROOの特徴

	短時間作用型オピオイド（SAO）	即効型オピオイド（ROO）
投与方法	内服	口腔粘膜から吸収 アブストラル®舌下錠：舌下投与 イーフェン®バッカル錠：上顎臼歯の歯茎と頬の間で溶解させる
作用発現時間	20～30分	5～10分
作用持続時間	数時間（痛みの程度による）	SAOより短い
1日の投与回数制限	添付文書上なし	4回
投与間隔	約1時間	アブストラル®舌下錠：2時間 イーフェン®バッカル錠：4時間
成　分	モルヒネ，オキシコドン，ヒドロモルフォン	フェンタニル
主な副作用	眠気，悪心	SAOより程度も頻度も少ない
開始用量	持続製剤1日量の1/6	アブストラル®舌下錠：100μg イーフェン®バッカル錠：50～100μg
維持量	・効果と副作用を確認してタイトレーションする ・持続製剤増量時に自動的に増量しないこと ・必要に応じて減量する場合がある	
対応する痛み	予測される突出痛 持続痛	予測される突出痛 予測不可能な突出痛
持続製剤のタイトレーション	使用する	使用できない

2. SAO の特徴

SAO は従来，すべての突出痛に対して使用されてきたが，現在は予測可能な突出痛に推奨されている。すなわち，SAO は効果発現までに 20〜30 分を要するため，予測可能な突出痛に対して，痛みが出現する約 30 分前に使用することが推奨されている。また，SAO はオピオイド持続製剤の開始用量を決定するためのタイトレーション[*2]に使用される。

SAO の主な副作用は，内服後 30〜60 分に起こる眠気と悪心である。正確な発現率のデータはないが，臨床上これらの製剤の内服後に眠気や悪心の発現を経験するため注意が必要である。

症例1　リハビリや入浴時など体動時に痛みが出る

○ 65 歳男性，肺がん，骨転移

安静時の痛みはフェンタニル貼付剤（フェントス®）4mg にて NRS 0〜1 であるが，体動時に痛みが増悪していた。

面談初日の患者「寝ていると痛みはありません。横を向こうと身体をよじったり，リハビリで歩いたりすると痛みが出ます。立っているとますます痛くなります。オキシコドン散（オキノーム®）を飲むと 30 分くらいで治まりますが，横になったから（安静にしたから）良くなったのかは判断できません」

> ✎ この患者さんの症状と現在の処方についてアセスメントしてください。
>
> ✎ どのような処方提案をしますか？

🔍 この症例の結果

オキノーム®5mg をリハビリ前 30 分に服用するように説明し変更となる。

面談2日目「リハビリの痛みがましになりました。お風呂にも入ることができるようになりました」。オキノーム®をリハビリ後の投与からリハビリ前投与に変更し，歩行時の痛みが軽減できた。

面談4日目「歩く距離も増えて，動作が楽になりました。お風呂の前もオキノーム®を飲むとリラックスして入ることができます」。オキノーム®の効果あり。服用後の眠気，悪心なし。リハビリ前や入浴前投与を継続。

[*2]　用量調節，用量最適化。オピオイドの効果には個人差があるため，効果と副作用のバランスをみながらその患者にあった至適用量を決定する。

> ◢ Lesson4　突出痛に対応する

ポイント

本症例は骨転移などが原因の体性痛である。本症例のように予測可能な突出痛を訴える患者に対しては，SAOであるオキノーム®を痛みが出現する30分前に投与することで痛みを軽減することができる。作用時間が比較的長いため，1回の服用でリハビリや入浴など30〜60分の体動に対応できる場合が多い。

3．ROOの特徴と投与方法

　ROOは作用発現が10分以内と早く，予測不可能な突出痛に対して，痛みが出現してからでも速やかな効果を期待できる突出痛治療薬である。予測可能な突出痛に対しては5〜10分前に使用する。ROOの成分はフェンタニルであり，モルヒネやオキシコドンより眠気，悪心の副作用の程度・頻度とも少ないとされる。

　注意点として，ROOはオピオイド持続製剤を使用していない患者に使うことはできない。また，ROOの投与量は持続製剤の用量には関係なく，ROOとしての投与量をタイトレーションする必要がある。

　アブストラル®舌下錠，イーフェン®バッカル錠とも1日4回までしか使用できない。アブストラル®では2時間以上，イーフェン®では4時間以上の間隔を空けて投与する必要があるが，至適用量が決まる前の用量調節期で十分な鎮痛効果が得られない場合は，投与から30分後に同一用量までを1回のみ追加できる。

　この2製剤で臨床上，最も異なる点は投与方法である。どちらも，従来の薬剤でなじみのない投与方法であることから，患者のみならず，医療者も混乱することがある。

　口腔粘膜からの吸収は小腸などの消化管に比べると吸収率は低いが，門脈を経ないで循環血に到達するので，肝初回通過効果を回避できる。このことは，初回通過効果の高いフェンタニルにとっては利点である。

(1)舌下投与(アブストラル®)

　舌の下のいちばん奥に錠剤を置くことにより，舌下で崩壊し，粘膜に吸着し，速やかに吸収される（図1）。

(2)バッカル投与(イーフェン®)

　バッカル部位（上奥歯の歯茎と頬の間）に挟み，唾液により徐々に薬物を溶解させて，口腔粘膜から吸収させる（図2）。

4．SAOとROOの併用

　ROOは1日4回までの使用制限があるため，SAOとの併用が有効な場合がある。

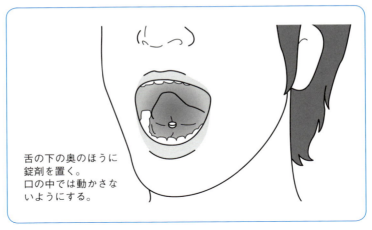

図1 舌下投与のイメージ

〔協和発酵キリン株式会社：アブストラル舌下錠，患者向医薬品ガイドより〕

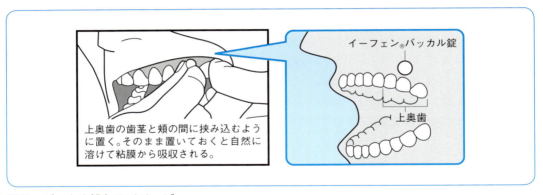

図2 バッカル投与のイメージ

〔帝國製薬株式会社：イーフェンバッカル錠，患者向医薬品ガイドより〕

症例2　起床時に強い痛みを訴える

● 63歳女性，子宮がん

腹部の痛みに対してオキシコドン徐放錠（オキシコンチン®TR）1回30mgを朝夕に服用中も，1日に2回程度の突出痛があり，オキシコドン散（オキノーム®）10mgを服用することにより約30分で軽減していた。朝起きたときの腰部痛が強く，定時投与のオキシコンチン®TRを内服するのも困難との訴えであった。

初回面談の患者「朝起きたときが一番痛いです。オキシコンチン®TRをなるべく遅くに服用するように言われてそうしていますが，朝目が覚めると痛くて起きることができません」

Lesson4 突出痛に対応する

> 🖊 この患者さんの痛みをアセスメントし，薬物療法について考えてください。

🔍 この症例の結果

覚醒時にフェンタニル舌下錠（アブストラル®）100μgを舌下投与し，鎮痛効果が得られてから起き上がってオキシコンチン®TRを内服することとした。

面談2日目「今朝は言われたように，起き上がる前に舌下したら楽でした。枕元に薬があるのも安心です」。アブストラル®舌下後10分程度で活動が可能となった。副作用は認められなかったため継続処方となる。

💡 ポイント

本症例は起床時の「鎮痛薬の切れ目の痛み」が問題であった。舌下錠やバッカル錠は起き上がって内服する必要がないため，内服するための体位を保持できない場合や，骨転移痛など体動による疼痛の予防に適している。

症例3 食事と排便時に痛みを訴える

● 59歳男性，大腸がん

腹部の持続痛に対してフェンタニル貼付剤（フェントス®）4mg使用し，安静時の痛みはなし。食事と排便時に痛みが出現し，1時間くらい持続していたため，食後と排便後にヒドロモルフォン速放錠（ナルラピド®）2mgを服用していた。

初回面談の患者「食後に痛くなります。ナルラピド®を飲んでもあまり効いている感じがしません…」

> 🖊 この患者さんの痛みについてアセスメントしてください。
>
> 🖊 薬物療法についてどのような提案をしますか？

69

🔍 この症例の結果①

ナルラピド®を食前30分に服用するよう説明し，変更となる。

面談2日目「ご飯の前にナルラピド®を飲むと食後の痛みをほとんど感じません。これなら安心して食べることができます」。ナルラピド®の用法を変更することで，痛みが軽減した。ナルラピド®の効果あり。眠気や悪心の副作用はなし。

面談7日目「食事の前にナルラピド®を飲むようになって，食欲も出てきました。でも，いまは排便時の痛みで困っています。食べる量が増えたせいか排便も毎日ありますが，トイレに座ると痛いし，終わった後はさらに痛いです。排便後にナルラピド®を飲みますが効きません」。食事のときのナルラピド®は効果あり。眠気や悪心の副作用なし。しかし排便後には効果なし。

> ✏️ 患者さんの痛みをアセスメントし，処方提案について考えてください。

🔍 この症例の結果②

便意を感じたときにフェンタニル舌下錠（アブストラル®）を使用するように説明し開始となる。

面談10日目「ずいぶん楽になりました。0にはなりませんが，これくらいなら大丈夫です」。アブストラル®の効果あり。眠気や悪心の副作用なし。使用継続とした。

💡 ポイント

本症例は食事や排便といった動作時に起こる体性痛が問題であった。本症例での食事のように30分前に予測が可能な突出痛にはSAOであるナルラピド®を使用し，排便時のような30分前に予測が不可能な痛みに対してはROOであるフェンタニルの口腔粘膜吸収剤を使用する。ROOは1日4回までしか使用できず，食前もROOで対応するとなると排便時とあわせて4回になるため，食前はSAOを選択した。本症例の場合，アブストラル®を選択したが，イーフェン®も同様に使用することができる。

🌿 SAO のレスキュー薬としての投与量は？

　SAOの投与方法は，持続する痛みに対する持続性オピオイド製剤のタイトレーションと，突出痛に対するレスキューである。SAOをレスキュー薬として使用する場合は添付文書上，オピオイドの持続製剤に対して，オプソ®内服液は1/6量，オキノーム®散は1/8～1/4量，さらにナルラピド®錠は1/6～1/4量を投与することとなっている（**表2～4**）。この用法・用量については臨床

> **Lesson4　突出痛に対応する**

表2　オプソ®内服液の用法・用量

通常，成人にはモルヒネ塩酸塩水和物として1日30〜120mgを1日6回に分割し経口投与する。

【用法・用量に関連する使用上の注意】

1. 臨時追加投与（レスキュー・ドーズ）として使用する場合

本剤の1回量は定時投与中のモルヒネ経口製剤の1日量の1/6量を目安として投与すること

2. 定時投与時

（1）初めてモルヒネ製剤として本剤を使用する場合
1回5〜10mgから開始し，鎮痛効果及び副作用の発現状況を観察しながら，用量調節を行うこと
（2）定時投与時の投与間隔
1日量を6分割して使用する場合には，4時間ごとの定時に経口投与すること。ただし，深夜の睡眠を妨げないように就寝前の投与は2回分をあわせて投与することもできる

〔大日本住友製薬株式会社：オプソ内服液，添付文書より〕

表3　オキノーム®散の用法・用量

通常，成人にはオキシコドン塩酸塩（無水物）として1日10〜80mgを4回に分割経口投与する。

【用法・用量に関連する使用上の注意】

1. 臨時追加投与（レスキュードーズ）として本剤を使用する場合

本剤の1回量は定時投与中のオキシコドン塩酸塩経口製剤の1日量の1/8〜1/4を経口投与すること

2. 定時投与時

1日量を4分割して使用する場合には，6時間ごとの定時に経口投与すること

〔塩野義製薬株式会社：オキノーム散，添付文書より〕

表4　ナルラピド®錠の用法・用量

通常，成人にはヒドロモルフォンとして1日4〜24mgを4〜6回に分割経口投与する。なお，症状に応じて適宜増減する。

【用法・用量に関連する使用上の注意】

臨時追加投与として本剤を使用する場合

疼痛が増強した場合や鎮痛効果が得られている患者で突発性の疼痛が発現した場合は，直ちに本剤の臨時追加投与を行い鎮痛を図ること。本剤の1回量は定時投与中のヒドロモルフォン塩酸塩経口製剤の1日用量の1/6〜1/4を経口投与すること。

定時投与時

1日用量を4分割して使用する場合には，6時間ごとの定時に経口投与すること。
1日用量を6分割して使用する場合には，4時間ごとの定時に経口投与すること。この場合，深夜の睡眠を妨げないように就寝前の投与は2回分をあわせて投与することもできる。

〔第一三共株式会社：ナルラピド錠，添付文書より〕

試験に基づいていると思われるが，考え方の根拠は曖昧である。SAOをレスキュー薬として最初に使用する場合は添付文書どおりでよいが，2回目以降は患者の状態（痛みの程度や副作用の有無など）にあわせて用量を調節する必要がある。

▌症例4　時間帯により痛みの程度が異なる。さらに眠気もある

● 68歳男性，大腸がん
腹部の持続痛に対してオキシコドン徐放錠（オキシコンチン®TR）1回30mgを1日2回使用し，安静時の痛みはないが，起床後と日中，さらに就寝前に突出痛が出現することが多く，オキシコドン散（オキノーム®）10mgを服用していた。

初回面談の患者「朝起きて洗顔や歯磨きをしていると痛くなります（NRS 8）。お昼は動いているとだんだん痛くなります（NRS 4）。夕食後はお風呂の後に少し痛くなります（NRS 3）。オキノーム®を飲むと30分くらいで楽になりますが，少し眠くなります。朝は眠くなりませんが，鎮痛効果は十分ではないです」

> ✎ この患者さんの症状をアセスメントし，薬物療法について考えてください。
> ....
> ....
> ....

🔍 **この症例の結果①**

オキノーム®を，起床時と，日中は動く前30分と夜の入浴前30分に服用するよう説明し，変更となる。

面談2日目「オキノーム®を動く30分前に飲むと動きがスムーズになりましたが，昼と入浴後は眠くなります…」

> ✎ この患者さんの症状をアセスメントし，薬物療法について考えてください。
> ....
> ....
> ....

🔍 **この症例の結果②**

オキノーム®の用量を朝10mg，昼5mg，夜5mgに変更した。

面談7日目「痛みを感じることなく生活ができるようになりました。昼や夜の眠気もなくなりました」

💡 **ポイント**

本症例は起床時とそれに続く洗顔などでの比較的長く続く体性痛と，歩行時や入浴時の体性痛が問題であった。また，痛みの程度が異なっていた。

SAOは突出痛が出現する30分前に服用することで痛みを感じることなく日常生活が可能になる場合がある。一方，副作用の眠気については，朝以外は過量になっていた可能性がある。よって，痛みの程度に応じてレスキュー薬の減量を行った結果，痛み，眠気ともにコントロール良好になった。

SAOの投与量も，持続製剤の投与量とは相関しない場合があることを念頭に置いてレスキュー薬の効果と副作用のアセスメントを行い，レスキュー薬のタイトレーションを行う必要がある。

> Lesson4 突出痛に対応する

患者モニタリング
——レスキュー薬の服用タイミングと効果のアセスメント

　現在，レスキュー薬として使用されている速放製剤の体内動態を表5に示す。この表からもわかるように，SAO（モルヒネ，オキシコドン，ヒドロモルフォン）は効果発現までに30分程度の時間が必要である。突出痛の多くは30分以内で治まる痛みであることから，患者が痛みを訴えてからSAOを服用した場合，オピオイドの効果によるものか，自然に治まったのか判断するのが難しいことも押さえておきたい。一方，ROO（フェンタニル）は5〜10分で鎮痛効果がみられ，30分経過して効果がなければ追加投与が可能となっている。

　よって，レスキュー薬を投与した場合はどの製剤も30分後に鎮痛効果をアセスメントし，効果が不十分な場合は追加投与や次回の投与量を検討する。

外来でレスキュー薬を始めるときのポイント

　在宅療養中の患者に外来にてレスキュー薬を処方する場合は，レスキュー薬の投与目的を明らかにする必要がある。前述のとおり，突出痛とは持続痛がオピオイドの持続製剤でコントロールされている場合に発現する痛みである。したがって持続痛がコントロールされていない状況，すなわち1日に数回以上の痛み止めを必要とする患者は，入院での疼痛コントロールが必要になる場合がある。

　持続痛がコントロールされていて，1日2〜3回以下の突出痛であれば，外来でROOを開始することが可能である。

表5　オピオイド速放製剤の体内動態と作用発現時間

	フェンタニル		オキシコドン	モルヒネ	ヒドロモルフォン
	アブストラル®舌下錠	イーフェン®バッカル錠100µg	オキノーム®散2.5mg	オプソ®内服液10mg	ナルラピド®錠1mg
	ROO		SAO		
最高血中濃度到達時間	0.5時間	0.75時間	1.9時間	0.9時間	0.5時間
作用発現時間	10分*	10分*	20〜30分*	60分以内*	30分
効果持続時間	1時間以上*	2時間以上*	4〜6時間*	3〜6時間*	4〜5時間
血中濃度半減期	5.0時間	7.7時間	6.0時間	2.2時間	5.26時間
生物学的利用能	50%（55%*）	65%	87%	35%*	24%

＊：Robert Twycross, et al（eds.）：Palliative Care Formulary 4th Edition. Palliativedrugs.com, 2011より

〔＊を除き各添付文書より〕

症例5　外来通院中に突出痛を訴える

● 72歳男性，大腸がん術後

外来にて，持続する腹部痛に対してフェンタニル貼付剤（フェントス®）2mgを使用し，安静時痛はなく経過していた。しかし1日に2回程度，突然腹痛（NRS 4）が出現するとのことであった。

初回面談の患者「急にお腹が痛くなります。でも，30〜40分で治まります。副作用が心配ですが，良いお薬があるならほしいです」

> 🖉 この患者さんに外来でのROOの開始は可能でしょうか？

🔍 この症例の結果

レスキュー薬としてフェンタニル舌下錠（アブストラル®）100μgを開始した。

面談2回目（1週間後）「確かに痛みはましになりますが，残っていますね。使用後，眠気や悪心の副作用は感じません」。アブストラル®200μgに増量とした。

面談3回目（さらに1週間後）「よく効いています。副作用も感じません。痛みが出るのが怖くなくなりました」

💡 ポイント

アブストラル®を外来でタイトレーションした症例である。患者の表現にもよるが，突出痛が我慢できない痛みであれば入院してタイトレーションを行う必要がある。しかし，本症例の場合は用量調節の緊急性はなく，効果がなかった際の30分後の再投与に関する説明は不要と判断し，1日4回までの使用にとどめるよう説明したうえで，次回の外来までの間に痛みが強くなるようなら電話をするか来院するよう伝えたが，結果的に必要なかった。

このように，症例によっては外来でもROOのタイトレーションが可能である。突出痛の治療は，外来においても，その痛みが突出痛の定義にあてはまること，治療薬の効果と副作用を正しくアセスメントしていることが重要である。

🌿 病棟でのレスキュー薬の自己管理方法

予測できない突出痛を訴える患者に対してROOが選択されても必要なタイミングで患者の手元に薬がないと十分な効果が期待できないことになる。よって，レスキュー薬は患者の手元に置くことが望ましい。

Lesson4 突出痛に対応する

【具体例】

・1回分を半透明か透明の容器に入れ，患者の手の届く範囲で，医療スタッフが確認しやすい位置に置く（紛失などには十分注意する）。

・患者は痛みを感じて使用したら，ナースコールなどで看護師に知らせる。

・看護師は次回の薬を準備し約30分後に配薬し，その時点でレスキュー薬の効果を確認する。

・ROOの場合，痛みが持続していて患者が希望すれば追加投与する。

・SAOの場合，痛みが持続していてもその場では服用させず，さらに30分後に確認し，必要に応じて追加服用させる。

【ポイント】

・すべての医療スタッフが確認できる場所に設置する。

・使用後にスタッフに伝えるなど，自己管理が可能かを判断する。

・慣れてくれば，複数回分を患者に渡して自己管理とする。

【自己管理に適さない例】

・患者が希望しない。

最後に押さえておきたい ROO の製剤的特徴

　添付文書では，アブストラル®100μgの最高血中濃度が0.187 ± 0.061（ng/mL），AUCが0.974 ± 0.332（ng・h/mL）であるのに対して，イーフェン®100μgは最高血中濃度が0.464 ± 0.363（ng/mL），AUCは2.461 ± 1.136（ng・h/mL）であり，イーフェン®のほうがどちらも高値を示すとされるため，成分が同一のフェンタニルであっても1：1での変更は行うべきではない。

1. アブストラル®舌下錠

　本剤はキャリア粒子にフェンタニルの原末と崩壊剤，粘膜付着剤を混合し製剤化している。崩壊剤を配合することにより，平均2分以内の崩壊が可能になっている。また，粘膜付着剤を配合することにより，いったん崩壊した後はキャリア粒子が粘膜に付着し，その後キャリア粒子が溶解してフェンタニルが吸収されるようになっている（図3）。

　粘膜に吸着することにより，崩壊後は唾液を飲み込んだり，水分を摂取したりしても鎮痛効果に影響がないとされる。

2. イーフェン®バッカル錠

　本剤は発泡成分およびpH調節成分として無水クエン酸，炭酸水素ナトリウム，乾燥炭酸ナトリウムを配合したOraVescentという製剤技術が用いられている。OraVescent製剤は，高い最高血中濃度と早い最高血中濃度到達時間が得られるとされている（図4）。

　本剤には粘膜付着剤が配合されていないため，錠剤が崩壊後も投与後20～30分間は飲水などを避けることが望ましい。また，クエン酸配合のため，酸味を感じたり，炭酸ガス発生による渋みを感じたりする患者もいる。

75

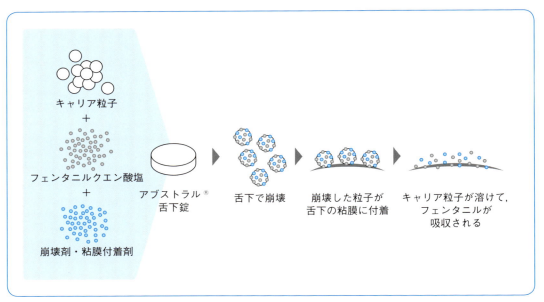

図3 アブストラル®舌下錠の製剤設計

〔Bredenberg S, et al : Eur J Pharm Sci, 20 : 327-334, 2003 より〕

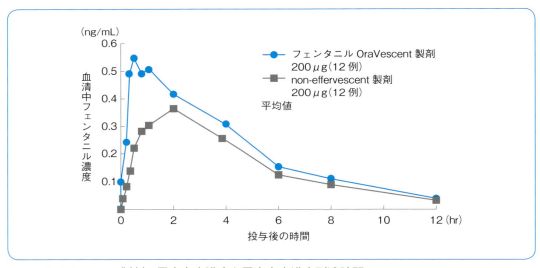

図4 OraVescent製剤の最高血中濃度と最高血中濃度到達時間

〔Durfee S, et al : Am J Drug Deliv, 4 : 1-5, 2006 より〕

● memo ●

Lesson 5 オピオイドが効きにくい痛みに対応する

これだけは押さえておこう

- 鎮痛補助薬はがんによる神経障害性疼痛に使われることが多い。
- 鎮痛補助薬について検証した質の高い臨床試験は少ないので，患者の病状や病態にあわせ，副作用プロフィールから鎮痛補助薬を選択する。
- 鎮痛補助薬はチトクロムP450（CYP）を介して代謝されるものが多いため，薬物相互作用に注意する。
- 鎮痛補助薬に著効薬はなく，効果発現までに時間を要することが多い。患者の失望や服薬拒否につながらないよう，痛みと「うまく付き合っていく」への理解を促しつつ服薬指導する。

Key word

神経障害性疼痛，鎮痛補助薬，オピオイド抵抗性の痛み

鎮痛補助薬の考え方

「がん疼痛の薬物療法に関するガイドライン」では，鎮痛補助薬を「主たる薬理作用は鎮痛作用を有しないが，鎮痛薬と併用することにより鎮痛効果を高め，特定の状況下で鎮痛効果を示す薬物である」と定義している[1]。

神経障害性疼痛をはじめとするオピオイド抵抗性の痛みに対しては，現在多くの鎮痛補助薬が使用されているが，質の高い臨床試験は少なく，適正な使用方法についてはいまだに確立されていない。臨床では非がん性神経障害性疼痛の試験成績に基づき，全身状態や既存の合併症などを考慮して，がんによる神経障害性疼痛に応用することが多い。痛みの機序に基づき治療法を検討し（図1〜2），NNT（number needed to treat）が小さく，NNH（number needed to harm）が大きな薬物を選択することが神経障害性疼痛に対する効果的かつ安全な治療戦略となる（NNTとNNHについては最後のコラム参照）。

前述のとおり，これまでのところ十分な臨床試験に基づくデータは少ないので，患者の症状や病態にあわせ，副作用プロフィールより鎮痛補助薬を選択することになる。

● Lesson5　オピオイドが効きにくい痛みに対応する

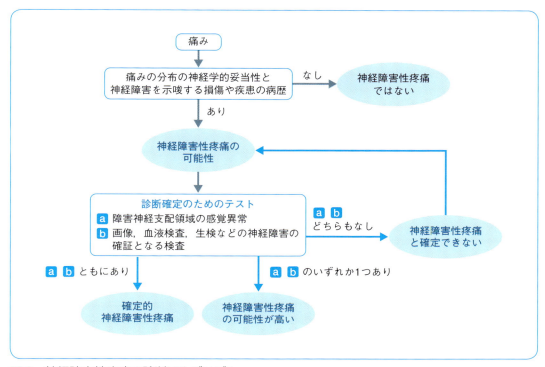

図1　神経障害性疼痛の診断アルゴリズム

〔Treede RD, et al : Neurology, 70 : 1630-1635, 2008 より〕

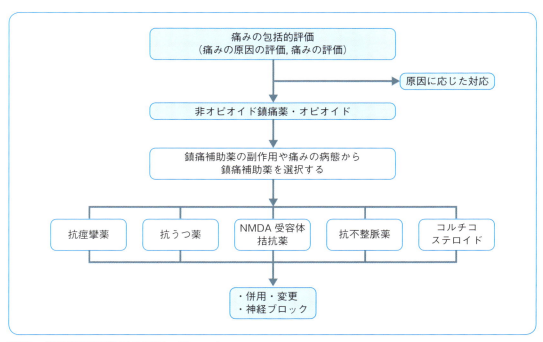

図2　鎮痛補助薬選択のフローチャート

〔日本緩和医療学会・編：がん疼痛の薬物療法に関するガイドライン 2014年版. 金原出版, p221, 2014 より〕

症例1　神経障害性疼痛が疑われる症例

● 59歳女性，体重 50kg，子宮頸がん，骨盤内リンパ節転移，右水腎症

腰痛に対してオキシコドン徐放錠（オキシコンチン®TR）1日40mg，疼痛時レスキュー薬のオキシコドン散（オキノーム®）1回10mgを服用中。右下肢痛が出現し，レスキューを使用するが十分な効果が得られなかった。歩行困難にて入院。その後，ベースのオキシコンチン®TRを1日80mgまで増量したが右下肢の痺れが残存していた。

入院時の処方

オキシコドン徐放錠（オキシコンチン®TR）40mg	1回1錠	1日2回
オキシコドン散（オキノーム®）10mg	1回1包	疼痛時
セレコキシブ錠（セレコックス®）200mg	1回1錠	1日2回
アセトアミノフェン錠（カロナール®）200mg	1回3錠	1日4回

検査値

BUN	23.0mg/dL	Scr	1.3mg/dL	TP	6.5g/dL	Hb	9.7g/dL

> 🖊 この患者さんの症状と現在の処方についてアセスメントしてください。
>
> 🖊 どのような処方提案をしますか？

🔍 この症例の結果

痺れを伴う右下肢の痛みに対し，抗てんかん薬のプレガバリン（リリカ®）の追加を検討。腎機能の低下が認められるため，算出Ccr（＝29mL/分）より，通常の初期投与量の1/3である1日50mgからの開始を提案した。また，副作用の眠気を可能な限り回避するため，リリカ®の服用時刻を「就寝前」とした。

💡 ポイント

オピオイドが効きにくい痛みの代表例として，神経障害性疼痛があげられる。これは痛覚を伝える神経の直接的な損傷や，これらの神経の疾患に起因する痛みで，「体性感覚神経系の病変や疾患によって引き起こされる疼痛」と定義されている[2]。本症例は仙骨リンパ節転移の増大による神経障害性疼痛と考えられた。

神経障害性疼痛に効果を示す鎮痛補助薬の十分なエビデンスはないが，NNT，NNHおよび保険適用上からはリリカ®を選択する場合が多いと思われる。この使用に際して注意すべき点として，腎機能低下がある場合は投与量の調節が必要となる。また，副作用である眠気を来すことが多いので，その後のアドヒアランスも考慮し，服用は就寝前から開始し，漸増する方法を検討する。

> **Lesson5** オピオイドが効きにくい痛みに対応する

症例2 抗がん薬治療中に生じた手指の痺れ

○ 74歳男性，Ｓ状結腸がん術後，肝転移再発

8年前より糖尿病の治療開始。mFOLFOX＋ベバシズマブ療法施行後から手指にGrade1の神経障害が出現し，ビタミンB_{12}製剤（メコバラミン），漢方薬（牛車腎気丸）を開始。9コース目よりGrade2となり，オキサリプラチンを減量したが自覚症状は悪化していた。妻から，最近元気がなく抑うつ気味との情報あり。今後はレジメン変更（オキサリプラチンの中止）も考慮している。

この時点での処方

オキシコドン徐放錠（オキシコンチン®TR）5mg	1回1錠	1日2回
酸化マグネシウム錠（マグミット®）330mg	1回1錠	1日3回
メコバラミン錠（メチコバール®）500μg	1回1錠	1日3回
エソメプラゾールカプセル（ネキシウム®）20mg	1回1Cap	1日1回
シタグリプチン錠（ジャヌビア®）50mg	1回1錠	1日1回

✎ この患者さんの症状と現在の処方についてアセスメントしてください。

✎ どのような処方提案をしますか？

🔍 この症例の結果

オキシコンチン®TRを1日10mgから40mgまで増量。重だるい痛みはNRSにて3以下となったが，痺れは残存している。痺れの改善がみられないため，抗うつ薬（SNRI）のデュロキセチンカプセル（サインバルタ®）20mg 1回1Cap 1日1回 朝食後を追加した。

💡 ポイント

ビタミンB_{12}製剤や漢方薬が処方されていたが効果は不十分であったため，オピオイドの投与を開始した。本症例の末梢神経障害のリスクとしては，オキサリプラチンの副作用に加えて糖尿病の合併症がある。

鎮痛補助薬に著効薬はなく，いずれもトライアル＆エラーの必要がある。効果発現までに時間を要すること，ある程度は痛みとつき合いながら治療を継続する必要があることなどをわかりやすく説明することが大切である。

鎮痛補助薬の特徴

わが国において，神経障害性疼痛に使用できる代表的な鎮痛補助薬には抗うつ薬，抗痙攣薬，抗不整脈薬などがある。抗うつ薬は古くから三環系抗うつ薬が使用されてきたが，エビデンス自体は非がん患者のものが多い。効果発現時間は抗うつ作用の発現よりやや早いが，約1週間以上の時間を要することが多いとされている。セロトニン・ノルアドレナリン再取り込み阻害薬（SNRI）であるデュロキセチンは，白金製剤による末梢神経障害に対する効果が認められているが[3]，チトクロム P450（CYP）2D6阻害作用に関連する相互作用に注意する。

抗痙攣薬はいずれも治療血中濃度域が狭く，CYP代謝酵素の阻害・誘導なども多いため，他の薬物との相互作用に注意を要する。カルバマゼピンは古くから三叉神経痛のような痛みに使われてきた。Stevens-Johnson 症候群や骨髄抑制などの副作用には注意を要する。特に化学療法や放射線治療中の患者では要注意である。バルプロ酸ナトリウムは，時として高アンモニア血症を呈することがある。

また抗不整脈薬では経口のメキシレチン，フレカイニドなどが使用されている。海外にはリドカインの貼付剤や軟膏製剤があるが，わが国にはこれらの製剤はなく，注射剤を持続注入などで使用する。

神経障害性疼痛以外にも，特定の病態による痛みに対してオピオイドのみで対処できない場合には，適宜，鎮痛補助薬の使用を検討する。個別の薬剤・投与方法の目安を**表1**に示す。

鎮痛補助薬のモニタリング

鎮痛補助薬として使用される薬剤の薬理作用は多岐にわたり，患者の病態や肝機能・腎機能によっても反応は大きく異なる。よって，薬理作用および副作用を熟知し，モニタリングをしながら，患者の許容できる範囲でトライアル＆エラーを行うことが必要不可欠となる。

症例3 NSAIDs ＋オピオイドでもコントロールできない骨転移痛

○ 65歳男性，左肺がん，右大腿骨転移

右足の痛みを主訴に外来受診。精査の結果，肺がん，転移性骨腫瘍と診断された。他院からセレコキシブ錠（セレコックス®）が処方されていたが，安静時痛が残存し歩行時には大腿部に激痛が走る状況だった。アセトアミノフェン錠（カロナール®）の定期投与と体動時痛に対してオキシコドン散（オキノーム®）を追加投与した。

放射線治療として右大腿部・脛骨にTotal 39Gy/13Fr照射予定である。

この時点での処方

セレコキシブ錠（セレコックス®）200mg	1回1錠	1日2回	
アセトアミノフェン錠（カロナール®）200mg	1回3錠	1日4回	
酸化マグネシウム錠（マグミット®）330mg	1回2錠	1日3回	
オキシコドン散（オキノーム®）5mg	1回1包	疼痛時	
オシメルチニブ錠（タグリッソ®）80mg	1回1錠	1日1回	

◆ Lesson5　オピオイドが効きにくい痛みに対応する

表1　鎮痛補助薬の投与方法の目安（参考）

薬剤分類		成分名	用法・用量		主な副作用
抗うつ薬	TCA	アミトリプチリン アモキサピン ノルトリプチリン	開始量：10mg/日 PO（就寝前）	維持量：10〜75mg/日 PO 1〜3日ごとに副作用がなけれ ば20→30→50mgと増量	眠気，口渇，便秘，排 尿障害，霧視など
	SNRI	デュロキセチン	開始量：20mg/日 PO（朝食後）	維持量：40〜60mg/日 PO 7日ごとに増量	悪心（開始初期に多 い），食欲不振，頭痛， 不眠，不安，興奮など
抗痙攣薬		プレガバリン	開始量：50〜150 mg/日 PO（就寝前 または分2）	維持量：300〜600mg/日 PO 3〜7日ごとに増量	眠気，ふらつき，めま い，末梢性浮腫など
		ガバペンチン	開始量：200mg/日 PO（就寝前）	維持量：2,400mg/日 PO 1〜3日ごとに眠気のない範囲 で，400（分2）→600mg（分 2）…と増量	眠気，ふらつき，めま い，末梢性浮腫など
		バルプロ酸ナトリ ウム	開始量：200mg/日 PO（就寝前）	維持量：400〜1,200mg/日 PO	眠気，悪心，肝機能障 害，高アンモニア血症 など
		クロナゼパム	開始量：0.5mg/日 PO（就寝前）	維持量：1〜2mg/日 PO 1〜3日ごとに眠気のない範囲 で，1→1.5mg（就寝前）まで 増量	ふらつき，眠気，めま い，運動失調など
抗不整脈薬		メキシレチン	開始量：150mg/日 PO（分3）	維持量：300mg/日 PO （分3）	悪心，食欲不振，腹 痛，胃腸障害など
		リドカイン	開始量：5mg/kg/日 CIV，CSC	維持量：5〜20mg/kg/日 CIV，CSC 1〜3日ごとに副作用のない範 囲で，10→15→20mg/kg/ 日まで増量	不整脈，耳鳴，興奮， 痙攣，無感覚など
NMDA受容体拮抗 薬		ケタミン	開始量：0.5〜1mg/ kg/日 CIV，CSC	維持量：100〜300mg/日 CIV，CSC 1日ごとに0.5〜1mg/kgず つ精神症状を観察しながら増量	眠気，ふらつき，めま い，悪夢，悪心，せん 妄，痙攣（脳圧亢進） など
中枢性筋弛緩薬		バクロフェン	開始量：10〜15mg/ 日 PO（分2〜3）	維持量：15〜30mg/日 PO（分 2〜3）	眠気，頭痛，倦怠感， 意識障害など
コルチコステロイド		ベタメタゾン デキサメタゾン	①漸減法 　開始量：4〜8mg/日 　（分1〜2：夕方以降の投与を避ける） 　維持量：0.5〜4mg/日 ②漸増法 　開始量：0.5mg/日　維持量：4mg/日		高血糖，骨粗鬆症，消 化性潰瘍，易感染症な ど
Bone-modifying agents（BMA）		ゾレドロン酸	4mgを15分以上かけてDIV，3〜4週ごと		顎骨壊死，急性腎不 全，うっ血性心不全， 発熱，関節痛など
		デノスマブ	120mgをSC，4週に1回		低カルシウム血症，顎 骨壊死・顎骨骨髄炎な ど
その他		オクトレオチド	0.2〜0.3mg/日 CSCまたはSC（0.1mg×3回）		注射部位の硬結・発 赤・刺激感など
		ブチルスコポラミ ン	開始量：10〜20mg/日 CSC，CIV		心悸亢進，口渇，眼の 調節障害など

PO：経口，CIV：持続静注，SC：皮下注，CSC：持続皮下注，DIV：点滴静注
TCA：三環系抗うつ薬，SNRI：セロトニン・ノルアドレナリン再取り込み阻害薬

〔日本緩和医療学会 緩和医療ガイドライン作成委員会・編：がん疼痛の薬物療法に
関するガイドライン 2014年版．金原出版，p79，2014より抜粋〕

83

> 🖊 この患者さんの症状と現在の処方についてアセスメントしてください。
>
> ....
>
> ....
>
> 🖊 どのような処方提案をしますか？
>
> ....
>
> ....
>
> ....

🔍 この症例の結果

歯科治療を施行後，ビスホスホネート（BP）製剤使用の許可あり。ベネフィットとリスクを考慮したうえでゾレドロン酸点滴静注（ゾメタ®）を開始した。しかしゾレドロン酸によるCa値の低下があったため，Ca補充のためアルファカルシドールカプセル（アルファロール®）とL-アスパラギン酸カルシウム錠（アスパラ®-CA）を投与した。

💡 ポイント

本症例はNSAIDsのみでは制御できない右大腿骨転移による右大腿部痛（体性痛）があり，オピオイドを開始したが，疼痛をコントロールできていない状況だった。投与後4週間以上の予後が見込まれ，BP製剤の有益性が期待できることから，投与開始の判断となった。BP製剤による副作用対策として，ビスホスホネート関連顎骨壊死（bisphosphonate-related osteonecrosis of the jaw；BRONJ）対策のため，投与前の口腔ケアを含む歯科診療とカルシウム低下の補正を行った（BRONJについては最後のコラム参照）。

症例4　オピオイド抵抗性の痛みで悪性腸腰筋症候群が疑われる

● 68歳女性，直腸がん術後再発，がん性腹膜炎，膀胱浸潤

オキシコドン注（オキファスト®）1日120mg（原液0.5mL/時）の持続皮下注を使用することで，NRS 1〜2まで下腹部と膀胱周辺の痛みは軽減していたが，その後，オキファスト®を増量するも疼痛コントロール不良になった。第1〜4腰椎神経領域に痺れを伴う痛みと，仰臥位時に大腿から膝にかけてNRS 8の突出痛を認めた。下肢の伸展時に疼痛が増強することから悪性腸腰筋症候群が疑われた。

> 🖊 この患者さんの症状と現在の処方についてアセスメントしてください。
>
> ....
>
> ....
>
> ....

> 💙 Lesson5　オピオイドが効きにくい痛みに対応する

✏️ **どのような処方提案をしますか？**

🔍 **この症例の結果**

オピオイド抵抗性の疼痛と考えられたため，NMDA受容体拮抗薬のケタミン静注用（ケタラール®）100mg/日持続皮下注から開始し300mg/日まで増量した。また，ケタラール®による局所の硬結・発赤回避のため，ベタメタゾンリン酸エステル注（リンデロン®）4mgも投与した。突出痛の回数が減り，鋭い痛みから鈍い痛みに変化した。

💡 **ポイント**

オピオイドの漸増を繰り返すも十分な鎮痛に到達せず，オピオイド抵抗性の難治疼痛を示していた症例である。
腸腰筋は腰椎と大腿骨を結ぶ筋肉群の総称であり，腫瘍がこの腸腰筋群に影響を及ぼすことにより痛みを生じるのが悪性腸腰筋症候群である。患側の第1～4腰椎神経領域の神経障害や，股関節を伸展したときに鼠径部，大腿，膝に強い痛みが出現するのが特徴である。ケタラール®の効果については2012年にHardyらが，オピオイド使用中のがん疼痛患者に対してケタラール®を追加投与しても鎮痛効果の増強は認められなかったと報告しているが[4]，ケタラール®の有効性と安全性については明確なエビデンスが得られていないため[5]，現時点では個別の症例ごとにベネフィットとリスクを熟考して投与を検討する。

症例5　激しい腹痛と嘔吐を訴える

🔵 41歳女性，左卵巣がん，がん性腹膜炎

激しい腹痛と嘔吐の訴えあり。下部消化管の完全閉塞と診断された。ステロイドおよびH_2受容体拮抗薬を使用するが効果不十分であった。

✏️ **この患者さんの症状と現在の処方についてアセスメントしてください。**

✏️ **どのような処方提案をしますか？**

この症例の結果

一時的に経鼻胃管を挿入し，嘔吐は改善した。オクトレオチド皮下注用（サンドスタチン®）100μg 1日3アンプル＋生理食塩液7mLを0.4mL/時の持続皮下注で開始したところ，4日目には排液が100mL/日以下になったため抜管した。

ポイント

本症例は腸間膜への腫瘍浸潤による消化管閉塞であり，消化管内容物の停留・腸液分泌亢進による嘔吐，蠕動運動増加による腹痛を来していた。

消化管閉塞に伴う消化器症状に対しては，サンドスタチン®の投与を検討する。サンドスタチン®はポリペプチドホルモンであるソマトスタチンの誘導体であり，胃・十二指腸，小腸などに発現しているソマトスタチン受容体に作用して，消化管ホルモン，胃液・膵液，胆汁の分泌を抑制すると同時に，水・電解質の吸収を促進して消化管の膨張・伸展を緩和する作用が期待できる[6]。

疝痛には臭化ブチルスコポラミン（ブスコパン®）の静注が有効な場合がある。

鎮痛補助薬の薬物相互作用，服薬指導のコツ

鎮痛補助薬はチトクロムP450（CYP）を介した代謝様式のものが多く，相互作用についての注意が必要であるため，他の医薬品やサプリメントなどとの併用を必ず確認する。がん患者の多くは多剤併用（ポリファーマシー）であり，特に化学療法中の患者には治療の妨げになることもあるので十分な注意を要する。

また，患者のアドヒアランスを高める服薬指導（副作用，効果発現時間，有用性の説明）も重要である。鎮痛補助薬は基本的に薬そのものには鎮痛作用がないため，効果発現までに時間を要することが多い。さらに，神経障害性疼痛などの難治性疼痛については有効性が40〜60%と低く，短期間で十分な患者満足度に達することは難しい。そこで患者が失望し，信頼関係の崩壊や服薬拒否につながらないように，できるだけわかりやすい言葉で，痛みや痺れと「うまくつき合っていく」ことへの理解を促しながら，患者自身が疼痛治療に参加することへの理解と協力を得ることができるかが鍵となる[7]。

引用文献

1) 日本緩和医療学会 緩和医療ガイドライン作成委員会・編：がん疼痛の薬物療法に関するガイドライン 2014年版. 金原出版, 2014
2) 日本ペインクリニック学会 神経障害性疼痛薬物療法ガイドライン改訂版作成ワーキンググループ・編：神経障害性疼痛薬物療法ガイドライン 改訂第2版. 真興交易医書出版部, 2016
3) Smith EM, et al：Effect of duloxetine on pain, function, and quality of life among patients with chemotherapy-induced painful peripheral neuropathy: a randomized clinical trial. JAMA, 309：1359-1367, 2013
4) Hardy J, et al：Randomized, double-blind, placebo-controlled study to assess the efficacy and

toxicity of subcutaneous ketamine in the management of cancer pain. J Clin Oncol, 30：3611-3617, 2012
5）Bell RF, et al：Ketamine as an adjuvant to opioids for cancer pain. Cochrane Database Syst Rev, 6：CD003351, 2017
6）日本緩和医療学会 ガイドライン統括委員会・編：がん患者の消化器症状の緩和に関するガイドライン 2017年版. 金原出版, 2017
7）久原　幸：鎮痛補助薬の服薬指導. 緩和ケア, 20（増）：154-160, 2010

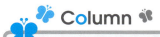

NNT と NNH

薬の効果を表現するために使用されるNNT（number needed to treat）は，治療効果を得るために何人の患者の治療を必要とするかを示した指標で，絶対リスク減少率（absolute risk reduction）の逆数である．小さな数字ほどより有効性が高いことを示す．一方，NNH（number needed to harm）は，何人の患者を治療すると1例の有害症例が出現するかを表す指標であり，大きな数字ほどより安全性が高いことを意味する．

つまり，NNTが小さくNNHが大きい薬剤を選択することが，効果的かつ安全な治療の指標となる．以下に，非がん性疼痛における鎮痛補助薬のNNTとNNHを示す[1]．

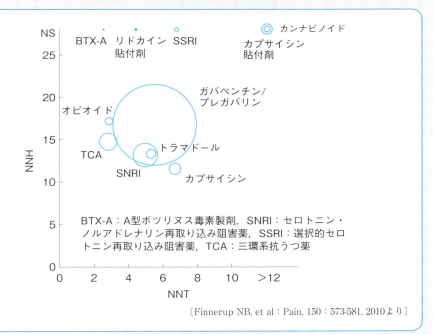

〔Finnerup NB, et al：Pain, 150：573-581, 2010より〕

引用文献

1）Finnerup NB, et al：The evidence for pharmacological treatment of neuropathic pain. Pain, 150：573-581, 2010

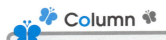

ビスホスホネート製剤による顎骨壊死に注意

　ゾレドロン酸などのビスホスホネート（BP）製剤やデノスマブは骨転移痛に用いられる。破骨細胞の活動を抑えて骨吸収を阻害することで鎮痛効果を発揮し，その効果は用量依存性である。BP製剤の重篤な副作用として，ビスホスホネート関連顎骨壊死（bisphosphonate-related osteonecrosis of the jaw；BRONJ）がある。頻度は比較的まれであるが，いったん発生すると難治性であり，患者のQOLは大きく低下する。また，注射製剤は骨粗鬆症用の経口製剤より高頻度にBRONJが発生することが知られている。

　BRONJは抜歯やインプラント埋入などの侵襲的歯科処置後に発生しやすいとされ，口腔内の衛生不良も危険因子である。そのため，BP製剤を投与する患者では，投与前に侵襲的歯科治療を終了させ，口腔衛生を良好な状態に保つことが重要である。投与中も口腔衛生状態を良好に保ち，歯科治療を回避するよう，患者への十分な教育・指導を行う。

　なお，近年ではデノスマブでも顎骨壊死が発生することが報告されている。BP製剤とデノスマブの作用機序は異なるが，いずれも破骨細胞による骨吸収を治療ターゲットとする薬剤が顎骨壊死に関与することから，両者の総称として骨吸収抑制薬関連顎骨壊死（anti-resorptive agents-related osteonecrosis of the jaw；ARONJ）が用いられるようになっている[1]。

引用文献

1) 骨吸収抑制薬関連顎骨壊死の病態と管理：顎骨壊死検討委員会ポジションペーパー2016，2016

● memo ●

Lesson6 スペシャルポピュレーションに対応する

これだけは 押さえておこう

・モルヒネは腎機能障害患者において代謝物の蓄積により毒性を発現しうるため，初回投与時は減量か投与間隔を延長する。

・ヒドロモルフォンはほとんど肝臓で代謝されるが，Ccr 30mL/分以下の患者では血中ヒドロモルフォン濃度が上昇したとの報告があるため，腎機能障害患者でも注意する。

・すべての強オピオイドはほとんど肝臓で代謝されるため，肝がん患者では血中オピオイド濃度が大幅に上昇することが予想される。

・モルヒネやリドカインのクリアランスは肝血流速度により変動する。脱水の患者では肝血流速度の低下によってクリアランスが低下し，血中濃度が上昇することが考えられる。

Key word

オピオイドの薬物動態，腎機能障害，肝機能障害，腹水，浮腫，利尿薬

オピオイドの薬物動態を知ろう

スペシャルポピュレーション（特定の背景をもつ患者集団）に対してオピオイドを使用する場合は，各オピオイドの薬物動態的特徴を十分に把握しなければならない。以下に各オピオイドの薬物動態的特徴について解説する（Lesson3でも薬物動態が解説されているので適宜参照のこと）。

(1)モルヒネ

モルヒネは，主にUDP-グルクロン酸転移酵素（UDP-glucuronosyltransferase；UGT）2B7によりグルクロン酸抱合され[*1]，モルヒネ-6-グルクロニド（morphine-6-glucuronide；M6G）（活性代謝物）およびM3Gが生成される。これら代謝物はほとんど腎臓で排泄されるため（図1）[1]，腎機能障害患者では代謝物の蓄積により毒性を発現することがある。また，モルヒネはほとんどが肝臓で代謝されるため，肝機能障害患者ではモルヒネの蓄積が起こり，毒性を発現することがある。

[*1] UGTはアルコール性水酸基，フェノール性水酸基，カルボキシル基，スルフリル基，アミノ基などにグルクロン酸を付加する機能をもつ。ヒトUGTの分子種はUGT1とUGT2のファミリーに分けられている。抱合体は親化合物と比べて水溶性が高いため，腎や胆汁中から体外に排泄されやすい。

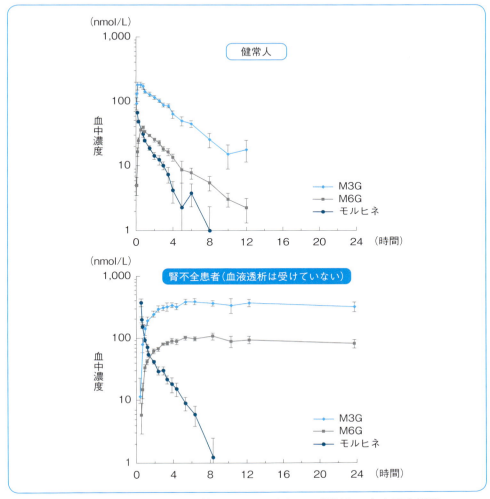

図1　健常人および腎不全患者で比較したモルヒネとその代謝物の血中濃度推移
〔Osborne R, et al：Clin Pharmacol Ther, 54：158-167, 1993より〕

(2) オキシコドン

　オキシコドンは肝臓で代謝され，チトクロム P450（CYP）3A4によりノルオキシコドン，CYP2D6によりオキシモルフォン（活性代謝物）が生成される。オキシモルフォンの生成は極微量であるため，オキシコドンの鎮痛効果には影響しないと考えられている。オキシコドン自体は20％程度腎臓から排泄される。

(3) フェンタニル

　フェンタニルは主にCYP3A4によりノルフェンタニルに代謝される。ほとんど肝臓で代謝され，活性代謝物はない。

(4) メサドン

　メサドンは主にCYP3A4およびCYP2B6で代謝される。その他，CYP2D6，CYP2C9などで代謝される。ほとんど肝臓で代謝され，活性代謝物はない。消失半減期は40時間程度と長く，定常状態に達するまでに1週間ほどかかるが，その後，自己代謝誘導（自らCYP3A4とCYP2B6を誘導

する）にて血中メサドン濃度は低下する。

(5)タペンタドール

タペンタドールはグルクロン酸抱合にてほとんど肝臓から代謝される。活性代謝物はない。

(6)トラマドール

トラマドールはCYP2D6により*O*-デスメチルトラマドール（M1）（活性代謝物）が，CYP3A4により*N*-デスメチルトラマドール（M2）が生成される。トラマドールおよび代謝物ともに30%程度が腎臓から排泄される。

(7)ヒドロモルフォン

ヒドロモルフォンは主にUGT2B7およびUGT1A3で代謝され，ヒドロモルフォン-3-グルクロニド（hydromorphone-3-glucuronide；H-3-G）へ変換される。H-3-Gはモルヒネ代謝物のM-3-Gよりも神経興奮作用が2.5倍強いとの動物実験の報告がある[2]。

未変化体尿中排泄率は7%であるため，ほとんど肝臓で代謝されるが，腎機能正常者に比較してクレアチニンクリアランス30mL/分以下の患者では，血中ヒドロモルフォン濃度が4.4倍上昇したとの報告[3]があるため，腎機能障害患者においても注意が必要である。

🌿 腎機能障害患者への治療の実際

▌▌ 症例1 　Ccrが低いNSAIDs使用中の患者。痛みが強くなってきた

○ 65歳男性，肺がん，クレアチニンクリアランス（Ccr）30mL/分
肺がんの胸膜浸潤による胸部痛（内臓痛）に対しNSAIDsを服用していたが，痛みが増強したため，オピオイドを開始することとなった。

> ✏️ 薬物療法についてどのような提案をしますか？
>
>
>

🔍 この症例の結果

NSAIDsによる腎機能障害も考慮し，NSAIDsからアセトアミノフェン錠（カロナール®）200mg 1回3錠 1日4回へ変更。オピオイドは，オキシコドン徐放錠（オキシコンチン®TR）5mg 1回1錠 1日1回を開始した。次の日，特に眠気や悪心などの副作用は出現せず，鎮痛は十分ではなかったため，オキシコンチン®TRを5mg 1回1錠 1日2回へ増量することとした。増量後に便秘となったが，その他の副作用は特に認められず，鎮痛効果も良好であった。

💡 ポイント

Ccrが30mL/分以上であればどのオピオイドを使用してもかまわないが，モルヒネある

92

Lesson6　スペシャルポピュレーションに対応する

いはオキシコドンの場合，腎機能障害患者における初回投与時は減量あるいは投与間隔を延長する。フェンタニルやメサドンの場合，減量の必要はないと考えられているが，両薬剤とも呼吸抑制の副作用が多いため，やはり初回投与時は減量あるいは投与間隔を延長することが望ましい。

タペンタドールは臨床データが少ないため詳細は不明だが，薬物動態的に投与量調節は不要と考えられる。トラマドールは，トラマドールおよび活性代謝物ともにある程度腎臓から排泄されるため，最低用量から開始されるべきである。

症例2　血液透析時に痛みが出る

● 72歳男性，腎がん

週3回の血液透析を施行。腰椎転移による腰～臀部の痛みに対しオキシコドン徐放錠（オキシコンチン®TR）20mg 1回2錠 1日2回を服用している。透析中に毎回痛みが出現するという。

> ✎ 薬物療法についてどのような提案をしますか？
>
> ....
> ....
> ....

🔍 この症例の結果

透析1時間前にオキシコンチン®TR10mgを投与したところ，透析中に痛みが出現することはなくなった。

💡 ポイント

オキシコンチン®TRはタンパク結合率が低いので，血液透析中は多くのオキシコドンが血液中から除去されるが，血液透析終了後，組織から血液中へオキシコドンが戻る（リバウンド現象，図2）。本症例の場合，透析中に一過性にオキシコドン濃度が低下することにより痛みが出現した可能性がある。したがって，透析前に少量のオキシコンチン®TRを追加投与することで，透析中に痛みが出現しなくなったと考えられる。なお，オキシコンチン®TRの効果発現までのラグタイムは内服後約1時間であるため，透析1時間前の投与とする。

オキシコンチン®TRの追加投与でも疼痛がコントロールできない場合は，フェンタニル貼付剤へオピオイドスイッチングしてもよい。フェンタニルはタンパク結合率が高く，分布容積が大きいので，透析時の血中フェンタニル濃度の低下はほとんどない。フェンタニルに切り替えることで，透析中の疼痛出現はなくなることがある。

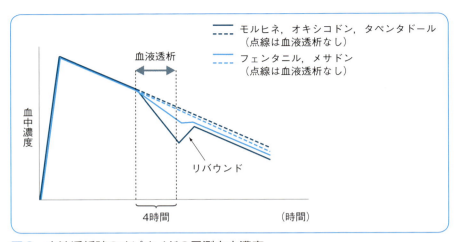

図2 血液透析時のオピオイドの予測血中濃度

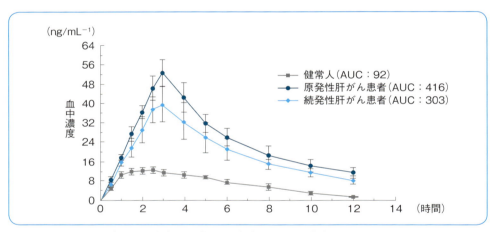

図3 健常人および肝がん患者で比較した血中モルヒネ濃度

〔Kotb HI, et al：Br J Anaesth, 94：95-99, 2005 より〕

肝機能障害患者への治療の実際

症例3　肝機能低下患者での投与量設計は？

● 70歳男性，肝がん

右季肋部の鈍痛（肝被膜の伸展による内臓痛）に対し，NSAIDsおよびトラマドールOD錠（トラマール®）50mg 1回1錠 1日4回を服用していたが，痛みが増強したため，強オピオイドを服用することとなった。

> Lesson6 スペシャルポピュレーションに対応する

✎ 薬物療法についてどのような提案をしますか？

🔍 **この症例の結果**

トラマール®からオキシコドン徐放錠（オキシコンチン®TR）5mg 1回1錠 1日2回に変更した。良好に疼痛コントロール可能となった。

💡 **ポイント**

すべての強オピオイドはほとんど肝臓で代謝されるため，肝がん患者では血中オピオイド濃度が大幅に上昇することが予想される。実際，モルヒネを肝がん患者に投与した場合，血中モルヒネ濃度が約4倍上昇した報告がある（図3）[4]。したがって，オキシコドンでも4倍程度は血中濃度が上昇することを考慮した投与量設計をすべきである。トラマドールとモルヒネの変換比は5：1である。したがって，トラマール®200mgと同等のモルヒネ徐放錠は40mgであり，またオキシコンチン®TRでは30mgとなる。肝がん患者による血中濃度上昇を考慮し，オキシコンチン®TR 5～10mgを1日2回から開始することが妥当であると考えられる。

🌿 腹水・胸水・浮腫を有する患者への対応

症例4 腹水貯留のある患者。腹部にピリピリした痛みが…

● 66歳女性，卵巣がん，腹膜播種，腹水貯留

がん性腹膜炎による腹水貯留のため，腹部の不快感（膨満感，重苦しさ）がある。NSAIDsおよびモルヒネ徐放錠（MSコンチン®）30mg 1回1錠 1日2回で疼痛コントロールされているが，眠気があるためモルヒネの増量は考えていない。現在，腹部にピリピリした痛みが出現しているという。

✎ この患者さんの症状についてアセスメントしてください。

✐ どのような処方提案をしますか？

🔍 この症例の結果

腹部のピリピリした痛みは神経障害性疼痛と考えられたため，リドカイン（キシロカイン®）400mg/日の持続点滴を開始したところ，痛みが消失した。腹部の不快感に対しては腹水穿刺を行い，症状が軽快した。

💡 ポイント

がん性腹膜炎による痛みにはリドカイン（250～500mg/日）が有効であるとの症例報告が散見される[5),6)]。作用機序は不明な点が多いが，がん性腹膜炎による鈍い痛み刺激（内臓痛）は視床へ向かう経路で脊髄後角に入り，リドカインは主にこの部位で刺激の伝達を抑制すると考えられている。また，リドカインは眠気を起こさないため，本症例では使用する価値がある。

腹水穿刺はタンパク質を排泄してしまうため低タンパク血症が進行してしまうが，症状緩和には有効である。しかし，腹水貯留を繰り返してしまうのが問題である。穿刺した腹水の細菌などを除去しタンパク質を回収する腹水濾過濃縮再静注法（CART）を行うことで，タンパク質の喪失を防ぐことができる。CARTにより腹水再貯留期間を延長することが可能である。

🔍 薬物動態の観点から

本症例は腹水貯留がみられることから，脱水状態になっている可能性がある。脱水状態になり肝血流速度が低下した場合，リドカインクリアランスは低下することになる（肝血流依存）。したがって，リドカインの血中濃度が高値を示すことが考えられるため，がん性腹膜炎による痛みに対するリドカイン投与量は250～500mg/日で妥当であると考えられる。また，モルヒネもリドカイン同様，モルヒネクリアランスが肝血流速度の変化で大きく変動するため，本症例では通常よりもモルヒネ血中濃度は高いと考えられる。この点も認識しておく必要がある。

▌症例5 利尿薬投与後も浮腫が改善しない

● 67歳男性，胃がん，下肢浮腫

右下肢の浮腫に対して，フロセミド錠（ラシックス®）40mg 1回1錠 朝食後およびスピロノラクトン錠（アルダクトン®A）50mg 1回2錠 朝食後を使用していたが，歩行困難

Lesson6　スペシャルポピュレーションに対応する

が継続していた。

> ✎ **この患者さんの症状についてアセスメントしてください。**
>
> ....
>
> ....
>
> ✎ **どのような処方提案をしますか？**
>
> ....
>
> ....

🔍 **この症例の結果**

ラシックス®およびアルダクトン®Aから，トルバプタン錠（サムスカ®）7.5mg 1回1錠 1日1回およびアゾセミド錠（ダイアート®）60mg 1回1錠 1日1回へ変更。右下肢の浮腫は軽減し，歩行可能となった。

💡 **ポイント**

ラシックス®による低カリウム血症の副作用は，カリウム保持性利尿薬アルダクトン®Aの併用により相殺される。ただし，特に投与初期は電解質と腎機能のチェックが必要である。また，血清カリウム値によってラシックス®とアルダクトン®Aの投与量比率を変えるようにする。

ラシックス®は短時間型のループ利尿薬，ダイアート®は長時間型のループ利尿薬である。作用はどちらもさほど違いはない。ラシックス®錠40mg/日がダイアート®錠60mg/日と同等と考えられている。

サムスカ®はバソプレシンV₂受容体拮抗薬で，集合管のアクアポリン2からの水再吸収を抑制し利尿作用を発揮する。電解質異常の副作用は起こりにくく，水の輸送のみ直接調節するのが特徴である。サムスカ®は利尿作用が強いので，特に投与初期や増量時は脱水症状に注意し，血清ナトリウム値を定期的にモニターする必要がある。また，重篤な肝機能障害も報告されていることから，肝機能検査値の定期的なモニターが必要である。

浮腫の原因はさまざまである（**表1**）。本症例では利尿薬にのみ焦点を当てたが，浮腫の原因を考え，その原因を取り除くことが重要である。

表1 進行がんにおける浮腫の原因

局所	一般的
リンパの遮断／破綻（二次的リンパ浮腫） • 手術および放射線治療 • リンパ節や皮膚リンパへの転移性腫瘍 • 感染 **静脈の閉塞** • 深部静脈血栓症 • 下大静脈閉塞 • 移行性血栓性静脈炎 • 上大静脈閉塞 • 腫瘍による外からの圧迫 **リンパ静脈浮腫** • 非活動性と依存（他の人の援助を受けること） • 神経障害による局所的な脱力	**心不全（二次的あるいは貧血によって悪化したもの）** **低タンパク血症** • 異化状態 • ネフローゼ症候群 • 肝臓疾患 • タンパク喪失性腸疾患 • 栄養欠乏 **慢性腎不全の遅い段階** **薬物** • 塩分と水分貯留（例：NSAIDsと副腎皮質ステロイド） • 血管拡張（例：ニフェジピン） **悪性の腹水**

〔ロバート・トワイクロス，他・編：リンパ浮腫：適切なケアの知識と技術．中央法規出版，p320，2003より〕

引用文献

1) Osborne R, et al：The pharmacokinetics of morphine and morphine glucuronides in kidney failure. Clin Pharmacol Ther, 54：158-167, 1993
2) Wright AW, et al：Hydromorphone-3-glucuronide: a more potent neuro-excitant than its structural analogue, morphine-3-glucuronide. Life Sci, 69：409-420, 2001
3) Durnin C, et al：Pharmacokinetics of oral immediate-release hydromorphone（Dilaudid IR）in subjects with renal impairment. Proc West Pharmacol Soc, 44：81-82, 2001
4) Kotb HI, et al：Pharmacokinetics of controlled release morphine (MST) in patients with liver carcinoma. Br J Anaesth, 94：95-99, 2005
5) 田上恵太，他：オピオイドに抵抗性を示したがん性腹膜炎を伴う腹痛にリドカイン静脈内持続投与が著効した2例．日本ペインクリニック学会誌，22：403, 2015
6) 鈴木晶子，他：胃癌・膵癌の癌性腹膜炎による腹部不快症状と悪心にリドカインが有効であった2例．北海道外科雑誌，58：18-21, 2013

● memo ●

Lesson 7 悪心・嘔吐に対応する

これだけは押さえておこう

- 悪心・嘔吐は進行がん患者の30〜70%に発現するとされており，延髄の嘔吐中枢がさまざまな原因により刺激されて生じる。
- 制吐薬を使用する場合は，想定される悪心・嘔吐の主な機序を特定し，その経路に関与する神経伝達物質の受容体に最も強く拮抗する薬剤を選択する。
- オピオイドによる悪心・嘔吐にはドパミンD_2受容体が関与していることが多く，プロクロルペラジンやハロペリドールなどが制吐薬として使われるが，副作用への懸念から非定型抗精神病薬を使う機会も増えている。
- 消化管の蠕動運動低下による悪心・嘔吐に対しては，メトクロプラミド，ドンペリドンなど蠕動運動亢進作用のある薬剤が選択される。
- 前庭器への刺激を介した悪心・嘔吐には第一世代の抗ヒスタミン薬が選択される。抗コリン作用による眠気・口渇や，前立腺肥大症や緑内障患者への使用には注意する。

Key word

悪心・嘔吐，制吐薬，難治性悪心・嘔吐，錐体外路症状，予測性悪心・嘔吐

悪心・嘔吐とは

　悪心とは，咽頭から前胸部・心窩部にかけて感じられる嘔吐が起こりそうな不快な感覚であり，嘔吐の前駆症状としてもみられる。悪心は痛みと同様に主観的な症状であり，程度の評価にはNumerical Rating Scale（NRS）やVisual Analogue Scale（VAS）を用いることも有用である。

　嘔吐とは，胃または腸の内容物が食道を経て口腔より吐き出される現象をいう。悪心・嘔吐はしばしば顔面蒼白，冷汗，唾液分泌，頻脈，下痢などの自律神経症状を伴う。

　悪心・嘔吐は進行期のがん患者の30〜70%に発現するとされており，延髄の嘔吐中枢が何らかの原因で刺激されて発現する。その原因は，薬物，代謝障害，消化管運動異常，頭蓋内圧亢進，心因性や放射線治療などさまざまである（表1）。

　悪心・嘔吐の発現機序としては，次の4つが考えられる（図1）。

表1 悪心・嘔吐の原因

原因		例
薬剤性	胃の刺激	抗菌薬, バクロフェン, コルチコステロイド, 鉄剤, ミソプロストール, NSAIDs, カリウム製剤, スピロノラクトン, トラネキサム酸
	胃内容のうっ滞	抗コリン薬, オピオイド, フェノチアジン系薬, 三環系抗うつ薬
	最後野の刺激	抗菌薬, 抗がん薬, ジゴキシン, イミダゾール, オピオイド
	5-HT$_3$受容体刺激	抗菌薬, 抗がん薬, SSRI
胃内容物停留		がん性腹膜炎, 肝腫大, 腹水, 腹部腫瘍
腸閉塞		腹部腫瘍, 便秘, 宿便
生化学的因子		高カルシウム血症, 低ナトリウム血症, 尿毒症, ケトアシドーシス
頭蓋内圧亢進		脳浮腫, 転移性脳腫瘍, 頭蓋内病変
その他		放射線照射, 感染症, 消化性潰瘍, 咳, 痛み, 不安・緊張, 臭い

〔Twycross R, et al (ed.): Palliative Care Formulary 5th Edition (PCF5). Palliativedrugs.com, p239, 2014／武井大輔, 他：日本緩和医療薬学雑誌, 2：111-117, 2009をもとに作成〕

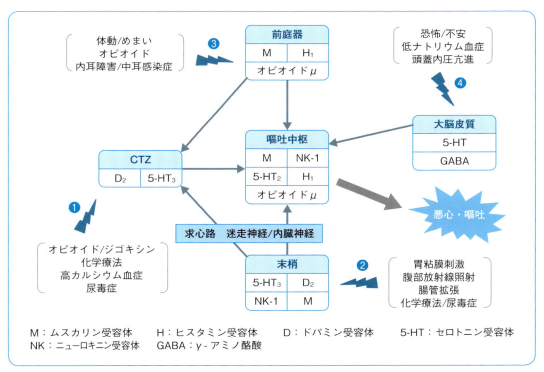

図1 悪心・嘔吐の発現機序

〔日本緩和医療薬学会・編：緩和医療薬学. 南江堂, p100, 2013／Wood GJ, et al：JAMA, 298：1196-1207／武井大輔, 他：日本緩和医療薬学雑誌, 2：111-117, 2009をもとに作成〕

① 延髄の最後野に存在する化学受容器引き金帯（chemoreceptor trigger zone；CTZ）（後述）が刺激を受け，嘔吐中枢を刺激する。
② 末梢からの求心性シグナルがCTZおよび嘔吐中枢を刺激する。
③ 前庭器よりヒスタミンが遊離され，CTZおよび嘔吐中枢を刺激する。
④ 大脳皮質より嘔吐中枢を刺激する。

　悪心・嘔吐への対応は，まず原因の同定を行う。治療可能なものは治療を検討し，また，制吐薬を使用する場合は想定される主な機序を特定する。次に，その経路に関与する神経伝達物質の受容体を特定し，その受容体に最も強く拮抗する制吐薬を選択する。効果が最も確実に得られる投与経路で定期的に投与・評価を行い，投与量を調節する。症状が改善しない場合は原因の見直しを行い，他の制吐薬を検討する。原因が除去されていると考えられる場合は，制吐薬を漫然と投与せず，減量・中止を検討する。悪心・嘔吐は非常に耐えがたい苦痛であり，対応が不十分だと症状が遅延し，QOLの低下につながるため，早急に積極的な対応が必要となる。

CTZへの刺激による悪心・嘔吐と薬の使い方

　化学受容器引き金帯（CTZ）は延髄の第4脳室の最後野に存在し，薬物や代謝障害（高カルシウム血症，尿毒症等）などにより刺激を受けることによって嘔吐中枢を刺激し，悪心・嘔吐が発現する。CTZにはドパミンD_2受容体，セロトニン$5-HT_3$受容体が存在している。

　オピオイドによる悪心・嘔吐にはD_2受容体が関与している場合が多く，制吐薬としては中枢性D_2受容体拮抗薬であるフェノチアジン系抗精神病薬のプロクロルペラジンや，ブチロフェノン系抗精神病薬のハロペリドールなどがよく使用される。これらはCTZにおいてD_2受容体に拮抗作用を示し，制吐作用を発現するが，継続使用による振戦，無動，筋固縮，アカシジア，ジスキネジアなどの錐体外路症状（extrapyramidal symptoms；EPS）や高プロラクチン血症が問題となることも少なくない。そのため，近年は従来の抗精神病薬より副作用が少ないとされる非定型抗精神病薬が使用されるケースも増えてきている。

　非定型抗精神病薬には，セロトニン・ドパミン拮抗薬（serotonin-dopamine antagonist；SDA）のリスペリドン，ペロスピロン，多元受容体標的化抗精神病薬（multi-acting receptor-targeted antipsychotics；MARTA）のオランザピン，クエチアピン，そしてドパミン・システムスタビライザー（dopamine system stabilizer；DSS）のアリピプラゾールがあり，それぞれの薬剤の特性（**表2**）を理解したうえで使用する。

　オランザピンやクエチアピンは糖尿病患者や糖尿病の既往歴のある患者に対しては禁忌となっており使用できない。このような場合は，リスペリドンやペロスピロンの使用を検討する。

　アリピプラゾールは既存の抗精神病薬とは異なり，D_2受容体に対する部分的なアゴニスト作用を有することから，ドパミン作動性神経伝達が過剰活動状態の場合にはD_2受容体のアンタゴニストとして作用し，ドパミン作動性神経伝達が低下している場合にはD_2受容体のアゴニストとして作用する。さらに，$5-HT_{1A}$受容体に対する部分的なアゴニスト作用および$5-HT_{2A}$受容体アンタゴニスト作用をあわせもっており，EPSの副作用が少ない，プロラクチン値が上昇しないなどの特性をもつ。

　2017年に効能・効果（抗悪性腫瘍剤投与に伴う消化器症状）が追加されたオランザピンを除き，

Lesson7 悪心・嘔吐に対応する

表2 主な抗精神病薬の種類と受容体への親和性

受容体		D_2	$5\text{-}HT_{1A}$	$5\text{-}HT_{2A}$	$5\text{-}HT_{2C}$	H_1	α_1	α_2	Ach_M
	臨床効果	抗精神病作用	抗不安, EPS軽減, 認知機能障害の改善	抗精神病作用, EPS軽減		鎮静	鎮静	抗うつ効果, 認知機能障害の改善	EPS軽減
	副作用	EPS			肥満, 食欲亢進	過度な鎮静, 肥満, 食欲亢進, 認知機能障害	過度な鎮静, 起立性低血圧		便秘, 口渇, 尿閉, 認知機能障害
フェノチアジン系									

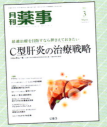

骨転移による腰痛（体性痛）に対してモルヒネ徐放カプセル（パシーフ®）20mg 1回1Cap 1日1回を服用中。疼痛コントロールは良好であったが，モルヒネ開始時より悪心・嘔吐がみられ，プロクロルペラジン錠（ノバミン®），メトクロプラミド錠（プリンペラン®）を内服するも効果が得られず，ジフェンヒドラミン/ジプロフィリン配合錠（トラベルミン®）

へ変更された。しかし，トラベルミン®の開始後も悪心・嘔吐は軽快せず，食欲も落ちてきている。

面談初日の患者（パシーフ®開始18日目）「痛み止めを飲み始めてから痛みはすごく楽になりましたが，ずっと気持ちが悪いです。吐くこともあります。吐き気止めをいろいろ試してもらいましたが，どれもあまり効きません。最近は食欲もないし，吐き気が強くて寝るのもしんどいです」

🖊 **この患者さんの症状と現在の処方についてアセスメントしてください。**

....

....

🖊 **どのような処方提案をしますか？**

....

....

🔍 この症例の結果

トラベルミン®は効果がないため中止し，オランザピンOD錠（ジプレキサ®ザイディス®）2.5mg 1回1錠 1日1回 就寝前より開始した。

面談2日目「昨日は眠れました。いまは眠気も残っていません。吐き気はありますが，少し楽になりました。食欲は相変わらずないままです」。軽度ではあるが悪心の軽減を認めた。日中への眠気の遷延もなく，ジプレキサ®による副作用は特に認めなかったため，効果ありと判断し，ジプレキサ®を1回5mgに増量した。

面談5日目「吐き気はすっかりなくなりました。最近は食欲も出てきています」。ジプレキサ®の効果ありと判断。以後，状況をみながら適宜減量し，中止を検討することとした。

💡 ポイント

モルヒネ開始後より制吐薬を併用したが悪心・嘔吐がみられており，作用機序の異なる制吐薬を使用したが効果は不十分であった。この時点でオピオイドスイッチング（モルヒネ→オキシコドン内服またはフェンタニル貼付）も対応策の一つとして考えられたが，モルヒネによる疼痛コントロールが良好であったため，オピオイドスイッチングは行わなかった。

難治性の悪心・嘔吐に対しては，非定型抗精神病薬が有効な場合がある。ジプレキサ®を選択した理由は，糖尿病の既往歴がないこと，また患者の食欲低下があり食事もあまりとれていない状況に対して，内服負担の軽い口腔内崩壊錠があることと，食欲亢進効果が期待できるためである。

オピオイドによる悪心・嘔吐を疑って制吐薬を開始した場合，耐性の形成を踏まえ，制吐薬の中止を検討することも大切である。

Lesson7　悪心・嘔吐に対応する

表3　消化管運動亢進薬の比較

一般名 （商品名）	メトクロプラミド （プリンペラン）	ドンペリドン （ナウゼリン）	モサプリド （ガスモチン）	エリスロマイシン （エリスロシン）
剤形	内服，注射	内服，坐剤	内服	内服，注射
作用機序 　D_2受容体アンタゴニスト 　5-HT_4受容体アゴニスト 　モチリンアゴニスト	＋ ＋ －	＋ － －	－ ＋ －	－ － ＋
作用部位	胃，CTZ	胃，CTZ	上部・下部消化管	胃
特徴	• 錐体外路症状に注意 • 高用量で5-HT_3拮抗作用	• 血液脳関門をほとんど通過しない • 錐体外路症状発現しにくい	• QT延長などの副作用が少ない	• 耐性菌発生の可能性 • 薬物相互作用に注意

〔Twycross R, et al（ed.）：Palliative Care Formulary 5th Edition（PCF5）. Palliativedrugs.com, p23, 2014より〕

🍃 消化管からの求心性神経を介した刺激の場合

　オピオイドは消化管の蠕動運動を低下させ，胃内容物の停滞，不全麻痺を引き起こす。その結果，消化管が拡張されて圧受容体が刺激を受け，求心性神経を介してCTZを刺激し，それに伴い嘔吐中枢が刺激される。消化管の蠕動運動の低下が原因の悪心・嘔吐に対しては，蠕動運動亢進作用のある薬剤を選択する（表3）。

　メトクロプラミドやドンペリドンなどのD_2受容体遮断薬は消化管のD_2受容体を遮断し，アセチルコリンの遊離を促進させ，消化管の蠕動運動を亢進させる。メトクロプラミドは5-HT_4受容体刺激作用も有している。高用量ではEPSを発現することがあるので注意が必要である。ドンペリドンは血液脳関門をほとんど通過しないため，EPSは発現しにくいとされている。メトクロプラミド，ドンペリドンはともにCTZ（血液脳関門の外側に存在）のD_2受容体にも拮抗的に作用し，制吐作用を示す。

　選択的5-HT_4受容体作動薬であるモサプリドは，D_2受容体の遮断作用は示さず，消化管内在神経叢に存在する5-HT_4受容体を刺激し，アセチルコリン遊離の増大を介して上部および下部消化管の蠕動運動促進作用および胃排出促進作用を示す。

　エリスロマイシンは消化管蠕動ホルモンであるモチリンの作動薬であり，他の消化管運動亢進薬が効果不十分の場合に使用を検討する。エリスロマイシンはチトクロム P450（CYP）3A4，P-糖タンパク阻害作用を有するため，薬物相互作用に注意が必要である。

症例2　オピオイド開始後，食事により悪心・嘔吐が増強する

● 65歳女性，子宮体がん
子宮体がんによる下腹部痛（内臓痛）に対してオキシコドン徐放錠（オキシコンチン®TR）10mg 1回1錠 1日2回が開始され，副作用対策としてプロクロルペラジン錠（ノバミン®）5mgを1回1錠 1日2回，センノシド錠（プルゼニド®）12mg 1回2錠 1日1回が処方

105

されていた。オキシコンチン®TR開始時から悪心が持続し，食後に増悪するため次第に食事量が低下していった。

面談初日の患者（オキシコンチン®TR開始4日目）「痛み止めを飲み始めてから痛みは楽になりましたが，ずっと気持ちが悪いです。食事をとるとすぐにお腹も張り，さらに気持ちが悪くなり吐くこともあります。あまり食事をとっていません。眠気もあり，頭もボーッとしている感じです」

> ✏ この患者さんの症状と現在の処方についてアセスメントしてください。
>
> ....
>
> ....
>
> ✏ どのような処方提案をしますか？
>
> ....
>
> ....

🔍 この症例の結果

食事にて腹部膨満感があり，悪心・嘔吐が増強していた。オピオイドによる消化管の蠕動運動低下の可能性を考え，ドンペリドン錠（ナウゼリン®）10mgを1回1錠 1日3回毎食前で開始した。

面談2日目「食後のお腹の張りが少しましになった気がします。吐き気はまだありますが少し楽です。吐くことはなくなりました。ボーッとした感じはまだ続いています」。ナウゼリン®を食前に開始することにより食後の腹部膨満感は軽減し，嘔吐は消失，悪心も軽減した。ナウゼリン®は継続としノバミン®は中止した。

面談4日目「吐き気もほとんどありませんし，食事もとれるようになってきました。頭もすっきりしてきました」。ナウゼリン®の効果ありと判断。症状がほぼ消失したため，ナウゼリン®を1日2回へ減量した。以後，適宜減量し中止可能となった。

💡 ポイント

本症例では予防的にノバミン®が開始されていたが，悪心・嘔吐は持続していた。食後に腹部膨満感とともに悪心・嘔吐が増強していたため，オピオイドにより消化管の蠕動運動が低下し胃の内容物が停滞，胃内圧が増大して悪心・嘔吐が発現していると考えられた。よって，蠕動運動亢進作用のある薬剤を使用することになるが，本症例においては頭呆感（頭がボーッとする）の訴えもあったため，中枢への移行性が少ないとされるナウゼリン®を選択した。頭呆感はノバミン®の中止後より消失したため，ノバミン®の影響が考えられた。

> Lesson7　悪心・嘔吐に対応する

前庭器への刺激の場合

　前庭器は，体動，内耳障害，中耳感染症，迷路の炎症，聴神経腫瘍などによって刺激される。前庭器にはヒスタミンH_1受容体，オピオイド受容体，ムスカリン M 受容体が分布しており，これらの受容体が刺激されるとCTZおよび嘔吐中枢が刺激され，悪心・嘔吐が発現する。前庭器を介する機序の場合は，体動時の悪心を訴えることが多い。また，体を動かす以外にも頭を動かすことで起こる場合があるため，ベッド上にいても悪心を訴える場合には注意深く観察する。オピオイドによる持続性の悪心・嘔吐は1週間〜10日ほどで消失するのに対し，体動時の嘔吐は1カ月持続する場合もある。

　前庭器を介する悪心・嘔吐には前庭神経核や嘔吐中枢に作用する抗ヒスタミン薬が有効であるため，中枢への移行性が良いとされる第一世代の抗ヒスタミン薬が使用される（**表4**）。使用にあたっては，抗コリン作用による自覚的副作用（眠気，口渇など）が問題になることがあるため注意が必要である。さらに，前立腺肥大症など下部尿路に閉塞性疾患のある患者や緑内障患者への使用についても注意が必要である。

表4　悪心・嘔吐に用いられる抗ヒスタミン薬の比較

一般名 （商品名）	ジメンヒドリナート （ドラマミン）	ヒドロキシジン （アタラックス， アタラックス-P）	プロメタジン （ヒベルナ，ピレチア）	ジフェンヒドラミン／ ジプロフィリン （トラベルミン）
剤形	内服	内服，注射	内服，注射	内服，注射
用法・用量	1回25〜50mg 1日3〜4回 予防：30〜60分前に1回50〜100mg （原則：1日200mgを超えない）	内服： 1回25〜50mg 1日3〜4回 注射： 12.5〜50mg 4〜6時間ごと	内服： 1回5〜25mg 1日1〜4回 注射： 1回12.5〜25mg 1日1〜2回	内服： 1回1錠 1日2〜3回 注射： 1回1A 1日2回
生物学的利用率 （経口投与時）	40〜60%	データなし	25%	データなし
効果発現時間	経口：30分	15〜30分	筋注：約20分 静注：3〜5分	データなし
最高血中濃度 到達時間	経口：1〜4時間	〜2時間	経口：2〜4時間 筋注：2〜4時間	データなし
血中濃度半減期	3.5時間	3〜7時間	経口：12〜14時間 筋注：8〜12時間	データなし
効果持続時間	4〜7時間	4〜6時間	2〜6時間	データなし
特徴	・抗めまい作用 ・抗コリン作用強い ・中枢神経作用強い	・鎮静作用 ・トランキライザー	・α遮断作用 ・局所麻酔作用 ・眠気・抗コリン作用強い	・迷路反応の鎮静作用

〔Twycross R, et al（ed.）：Palliative Care Formulary 5th Edition（PCF5）. Palliativedrugs.com, p250, 2014／恒藤　暁，他：緩和ケアエッセンシャルドラッグ 第4版. 医学書院, 2019を参考に作成〕

症例3　ベッドから体を起こすと悪心が発現する

○ 68歳女性，乳がん，多発骨転移

骨転移による腰痛（体性痛）と左下腿の痺れるような痛み（神経障害性疼痛）に対してオキシコドン徐放錠（オキシコンチン®TR）10mg 1回1錠 1日2回にてコントロール中。開始当初より悪心の訴えに対してプロクロルペラジン錠（ノバミン®）5mgを1回1錠 1日3回服用したが効果がみられず，また排便状況については酸化マグネシウム錠（マグミット®）330mg 1回2錠 1日3回を併用するも便秘傾向であった。そのため，オキシコンチン®TR開始16日目にフェンタニル貼付剤（フェントス®）1mgへオピオイドスイッチングが行われた。フェントス®開始後，便秘は解消したが悪心は改善せず，食欲不振もあり，ドンペリドン（ナウゼリン®）10mg 1回1錠 1日3回が追加された。食欲不振はやや解消されたが，悪心は続いている状況であった。

面談初日の患者「新しい吐き気止めを追加してもらい少し食事をとれるようになりましたが，吐き気にはあまり効果を感じないです。ずっと吐き気があるというよりは，食事のために体を起こすと，めまいというか酔ったような感じになり，気持ち悪くなります」

> ✐ この患者さんの症状と現在の処方についてアセスメントしてください。
>
> ✐ どのような処方提案をしますか？

🔍 この症例の結果

食事をとる前の体動で悪心が発生するとのことで，ノバミン®とナウゼリン®は継続のまま，ジフェンヒドラミン/ジプロフィリン配合錠（トラベルミン®）1回1錠 1日3回を開始した。

面談2日目「体を起こしても酔った感じはなくなりました。吐き気も治まってきていて，食事も徐々にとれそうです。ただ眠いですね」。トラベルミン®の効果ありと判断。悪心は軽減したが眠気があるため，ノバミン®は中止とした。

面談3日目「特に変わりないですよ。食事もとれていますし，眠気もましになりました」。ノバミン®中止後も悪心はみられず，眠気も軽減した。状況をみながらナウゼリン®，トラベルミン®を適宜減量していくこととなった。

💡 ポイント

本症例では，悪心・嘔吐に対して複数の薬剤が使用されていた。患者との面談時に悪心の発現する状況を詳しく聴取することで，体動が原因の悪心が発生していることが判明した。その結果，悪心の発現機序が想定でき，適切な制吐薬を選択することができた。単に悪心・嘔吐があるからという理由で漠然と制吐薬を投与するのではなく，悪心・嘔吐発現の具体的な時期や状況を詳細に確認することが，患者の苦痛軽減につながる。

Lesson7 悪心・嘔吐に対応する

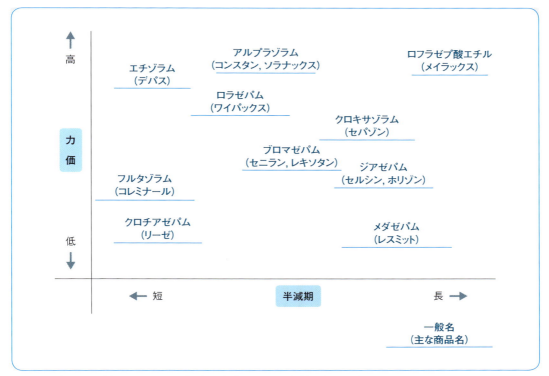

図2 力価と半減期によるベンゾジアゼピン系抗不安薬の位置づけ

〔高久史麿, 他・監：治療薬マニュアル 2019. 医学書院, p183, 2019／
恒藤　暁, 他：緩和ケアエッセンシャルドラッグ 第4版. 医学書院, 2019を参考に作成〕

大脳皮質の刺激の場合

　化学療法に起因することの多い，においや味などの刺激による予期性嘔吐は，過去の抗がん薬投与時の悪心・嘔吐対策が不十分であったために悪いイメージをもつといった心的要因により生じる．予期性の悪心・嘔吐に対してはベンゾジアゼピン系抗不安薬の投与が有効である．ベンゾジアゼピン系抗不安薬は，作用時間の長短と作用の強弱を参考に選択する（図2）．

　作用時間が短いもの，最高血中濃度到達時間が短いもの，高力価なものは常用量依存を含む依存形成が問題となるため，漫然と投与しないよう注意する．また，同じ薬剤であっても，投与量が多い場合や投与期間が長い場合は中断により離脱症状が発現しやすくなるため，注意が必要である．また，ベンゾジアゼピン系抗不安薬はCYPにより代謝されるものが多く，薬物相互作用に注意が必要である．唯一，ロラゼパムはCYPによる代謝を受けず直接グルクロン酸抱合で代謝されるため，薬物相互作用による影響も受けにくく，肝障害時においても使用しやすい薬剤である．

症例4　点滴のにおいや他の患者の点滴姿により誘発される悪心

● 40歳女性，進行胃がん，多発骨転移，腹腔内リンパ節転移
　進行胃がんに対し化学療法（シスプラチン＋S-1）が施行され，制吐薬として5-HT$_3$受容

体拮抗薬＋ステロイドが併用されていたが，施行時より悪心・嘔吐，食欲低下があり，点滴終了後もしばらく症状が持続していた。電解質輸液の点滴だけでも薬のにおいを感じて気分が悪くなり，また，他の患者が点滴している姿を見るだけでも気持ち悪くなる状況であった。

化学療法施行前日の患者「2回目の抗がん薬治療を受けるのが嫌です…。点滴のにおいは臭いし，他の人が点滴しているのを見るだけも吐き気がします」

🖉 **この患者さんの症状と現在の処方についてアセスメントしてください。**

　　　　

🖉 **どのような処方提案をしますか？**

🔍 この症例の結果

点滴のにおいや他の患者の点滴姿が悪心を誘発している状況から，予期性の悪心・嘔吐の可能性を考え，クロチアゼパム錠（リーゼ®）5mgを1回1錠 化学療法施行前日の就寝前より開始し，当日は1日3回（朝・昼・夕）の服用とした。

化学療法施行当日「昨日はよく眠れました。今日の抗がん薬治療は頑張って受けます」。化学療法施行に対して前向きな発言あり。リーゼ®による眠気やふらつきなどは認められなかったため継続とした。

化学療法施行翌日「1回目の治療のときと比べると楽でした。点滴の臭いはありますが，吐き気はましです」。リーゼ®の効果ありと判断。悪心に対する不安も軽減しているため，翌日より1日2回に減量した。

化学療法4日目「吐き気もなく，薬を減らしても大丈夫そうです」。リーゼ®の定期服用をいったん中止して頓用で対応することとし，次回の化学療法施行前日より定期服用を再開することとした。

💡 ポイント

本症例では化学療法1コース目施行時に悪心・嘔吐，食欲低下がみられた。患者にとってはとてもつらい経験であり，他の患者の点滴姿を見ることで化学療法施行時のつらい記憶が思い出され，これらの不安・恐怖が刺激となって予期性の悪心・嘔吐を引き起こしていると考えられた。

薬剤の選択理由については，常用依存への危険性も考慮しつつ，悪心は認めるものの嘔吐には至っていないため，比較的作用の弱いリーゼ®からの開始を選択した。また，内服翌日には化学療法に対し前向きな姿勢がみられたため，リーゼ®に一定の効果があると判

断，高力価の薬剤へ変更する必要はないと考え，リーゼ®を継続とした。また，症状が落ち着けば減量・中止を行い，漫然と投与しない対応とした。

参考文献

- 恒藤 暁, 岡本禎晃：緩和ケアエッセンシャルドラッグ 第4版, 医学書院, 2019
- Twycross R, et al (ed.)：Palliative Care Formulary 5th Edition (PCF5). Palliativedrugs.com, 2014
- 武田文和・監訳：トワイクロス先生のがん患者の症状マネジメント 第2版. 医学書院, 2010
- 日本緩和医療薬学会・編：緩和医療薬学. 南江堂, 2013
- 日本緩和医療薬学会・編：臨床緩和医療薬学. 真興交易, 2008
- 武井大輔・他：嘔気・嘔吐の薬物療法. 日本緩和医療薬学雑誌, 2：111-117, 2009
- 上村恵一, 他・編：がん患者の精神症状はこう診る 向精神薬はこう使う. じほう, 2015
- 高久史麿, 他・監：治療薬マニュアル 2019. 医学書院, 2019
- 村崎光邦, 他：ドパミン－セロトニン拮抗薬；新規統合失調症治療薬 blonanserin の受容体結合性特性. 臨床精神薬理, 11：845-854, 2008

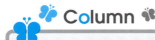

Column

もっと進めたい薬剤師間の情報共有

　緩和医療の領域で用いられる薬は，添付文書に記載されている効能・効果，用法・用量以外，いわゆる適応外使用で用いられることが少なくありません。保険薬局で薬を受け取る際，『鎮痛補助薬』として処方されている薬を『抗うつ薬』として，『制吐薬』として処方されている薬を『抗精神病薬』として説明を受け，患者の服薬拒否につながったという話はしばしば耳にします。

　病院では電子カルテが一般的なものとなり，病院薬剤師は病名や検査値，薬の使用目的などの必要な情報は端末さえあれば容易に入手することができます。しかし，保険薬局となると状況が一転します。得られる情報としては，処方箋に記載されている薬剤名，用法・用量と患者からの情報のみであり，患者の疾患名や病状，薬の使用目的については一切情報がなく，医師の処方意図も患者からの情報のみとなります。抗うつ薬や抗精神病薬を目の前にして，処方された薬の目的を患者に尋ねるにしても，病名もわからない患者に対して，どのように切り出せばよいのでしょうか？　保険薬局薬剤師にとっては非常に大きな問題です。

　かかりつけ医と病院医師との間で行われている紹介状や診療情報提供書などによる情報提供を，薬剤師の間でも積極的に行うべきではないでしょうか。つまり，患者が入院するときには，自宅での服薬状況や管理状況，残薬の有無などを保険薬局の薬剤師（かかりつけ薬剤師）から病院薬剤師に情報提供します。そして，患者が退院するときには，入院中の経過や退院時の服薬指導内容などを病院薬剤師から保険薬局の薬剤師へと情報提供します。当然，時間と労力はかかりますが，このように薬剤師間で情報共有を行うことで，より良い薬物療法を提供できるのではないでしょうか。

Lesson 8 便秘に対応する

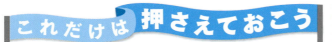

- オピオイドによる便秘の頻度は高く，便秘が原因でオピオイドが減量・中止されると9割の患者で痛みが悪化するなどQOLに大きな影響を及ぼす。
- オピオイドによる便秘は耐性がほとんど形成されないため，投与開始時は患者の排便状態を観察し，下剤投与や水分摂取，食事の工夫により便秘を予防する。
- 便が硬い患者では浸透圧性下剤を，腸蠕動運動が低下している患者では大腸刺激性下剤を使用し，患者の症状により併用する。近年では新たな作用機序の下剤も承認されている。
- 下剤の投与開始時は腸閉塞を除外する。腸閉塞の疑いがあれば大腸刺激性下剤の使用は避け，浸透圧性下剤を慎重に使用する。
- オピオイドによる便秘が生じた患者に対して，下剤の投与や経直腸的処置でも改善しない場合はオピオイドスイッチングにより便秘の改善が期待できる。

Key word

便秘，浸透圧性下剤，大腸刺激性下剤，オピオイド誘発性便秘症，腸閉塞

便秘とは

　便秘とは，腸管内容物の通過が遅延・停滞し，排便に困難を伴う状態を指す。排便習慣は個人差が大きいため，もともとの排便状態と比較して，排便回数の低下，便の量の減少や硬さ，残便感，排便の困難感などから便秘と判断する[1]。緩和ケアを受けているがん患者の32〜87％は便秘を発現するとされている。疾患ごとに検討した系統的レビューでは，がん患者の便秘の頻度は23〜65％であった[2]。便秘の改善のためにオピオイドの減量や中止を余儀なくされると，疼痛コントロールが不良となり患者のQOLは低下してしまうため，便秘への対処は重要である。

便秘の原因

　緩和ケアにおける便秘の原因は，主として次の3つに大別される。これらの要因が複合的に便秘

の原因となることが多い[1]。

(1)がんによる便秘

・直接の影響によるもの：腸管の機械的閉塞や狭窄，高カルシウム血症，神経障害など
・二次的な影響によるもの：身体的運動性の低下，脱水，食物繊維の不足，意識障害，抑うつなど

(2)薬剤性による便秘

オピオイド，抗コリン薬，抗うつ薬，抗てんかん薬など

(3)併存疾患による便秘

肛門直腸の病変，代謝異常（糖尿病，低カリウム血症，尿毒症），甲状腺機能低下症など

がんの進行に伴いADLが低下し，身体的運動性が低下することで便秘が悪化する。トイレへの移動が困難になると，無理な体勢で排便することになり，排便信号に反応できず，便が貯留する原因となる。これが悪化すると巨大結腸となり，直腸の感覚が低下して宿便が形成される。排便がみられていても宿便の周囲を通って下痢便が出る溢流性便秘である場合があり，悪化すると消化性潰瘍形成による出血や穿孔の原因となるので注意が必要である。宿便が存在する場合には摘便や坐剤，浣腸などの経直腸的処置を行う[3]。

🌿 オピオイドによる便秘（オピオイド誘発性便秘症）

オピオイドによる便秘は，主に中枢と消化管に存在するμオピオイド受容体への作用により引き起こされる。オピオイドは各種臓器からの消化酵素の分泌を抑制するとともに，消化管の蠕動も抑制するため，腸内容物の腸管内輸送が遅延し，水分吸収が促進されて便が硬くなる。さらに肛門括約筋の緊張も亢進することで，排便しにくくなる[1],[3]。

経口投与したオピオイドが腸管壁のμオピオイド受容体に及ぼす直接的作用だけでなく，血中に存在するオピオイドも作用するため，非経口的に投与されたオピオイドでも便秘を起こす。

国内の疫学調査によると，オピオイド内服患者の便秘発現頻度は約40％である[4]。オピオイドによる便秘が原因で，オピオイドが減量あるいは中止されると約90％の患者で疼痛が悪化しQOLに影響をもたらすとの報告[5]もある。このような背景から，国際消化器病学会は2016年に機能性便秘症の一つとして，オピオイドによる便秘をオピオイド誘発性便秘症（opioid-induced constipation；OIC）と新たに定義し，診断基準が発表された[6]。

> OICの定義：オピオイド治療開始時，排便の習慣やパターンに以下の変化が現れること。
> ・排便頻度の低下　・いきみを伴うようになる／より強いいきみを伴うようになる
> ・残便感　　　　　・排便習慣に苦痛を感じる

🌿 オピオイドによる便秘の対策

オピオイドによる便秘については耐性がほとんど形成されない。このため，オピオイド開始時は患者の排便状態を十分に観察し，下剤投与や水分摂取および食事の工夫によって便秘を生じない

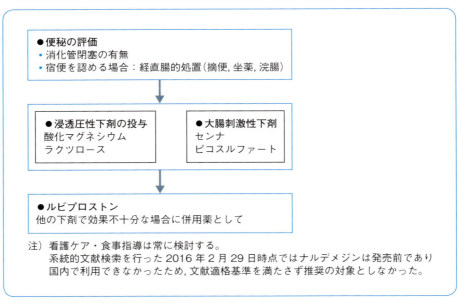

図1 便秘が発現した際の対応フローチャート
〔日本緩和医療学会 ガイドライン統括委員会・編：がん患者の消化器症状の緩和に関するガイドライン 2017年版，金原出版，p48，2017より〕

ようにする（図1）[2]。

　軟便傾向の患者では，下剤の定期的な使用は必須ではないが，オピオイド開始後，便秘が生じる可能性を念頭に置き，排便状況を注意深くモニタリングする。一方，オピオイド開始前から便秘傾向のある患者や，モルヒネの経口投与を受ける患者など便秘を生じる可能性が高いと考えられる場合には特に，オピオイド開始時から下剤を定期投与し，患者の排便状況を確認しながら適宜下剤を調整する。国内の疫学調査では，オピオイド内服中の患者で予防的に下剤が投与されていたのは73.7%であった[4]。

　便秘の症状改善には，水分摂取，運動，食物繊維の摂取などの非薬物療法も有用である。同時にオピオイドの投与以外に便秘の要因がないか検討するようにしたい。下剤の服用方法については，排便の状況に応じて自己調節できるよう患者に指導する。

便秘の評価

　排便習慣は個人差が大きいため，排便に関する十分な問診が重要である。便の性状，回数，量，排便時の感覚（緊張，痛み，困難感），残便感などを聴取する。便秘の主観的評価ツールとしては，Visual Analogue Scale（VAS）以外に，Constipation Assessment Scale（CAS）があり，日本語版を用いることも可能である（表1）。また，便の性状や硬さは腸管通過時間を反映しているとされており，評価ツールとしてBristol Stool Form Scale（図2）により患者の自己評価が可能である[2]。

Lesson8 便秘に対応する

表1 Constipation Assessment Scale (CAS) 日本語版

項目	選択肢（数字は得点を表す）		
1. お腹がはった感じ，ふくれた感じ	0. ない	1. ときどきある	2. いつもある
2. 排ガス量	0. ふつうまたは多い	1. ときどき少ない	2. いつも少ない
3. 便の回数	0. ふつうまたは多い	1. 少ない	2. とても少ない
4. 直腸に便が充満している感じ	0. 全然ない	1. ときどきある	2. いつもある
5. 排便時の肛門の痛み	0. 全然ない	1. ときどきある	2. いつもある
6. 便の量	0. ふつうまたは多い	1. 少ない	2. とても少ない
7. 便の排泄状態	0. らくに出る	1. ときどき出にくい	2. いつも出にくい
8. 下痢または水様便	0. ない	1. ときどきある	2. いつもある

16点満点。おおむね5点以上で便秘傾向があるとされる。
CAS日本語版では，便秘を評価する期間に応じて，Long term版（過去1カ月），Middle term版（過去1週間），Short term版（過去数日間）の3種類がある。

〔深井喜代子，他：看護研究，28：201-208，1995より〕

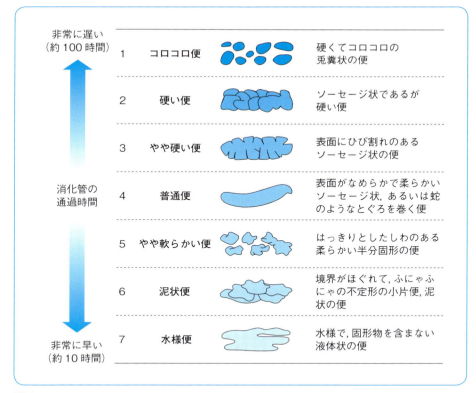

図2 Bristol Stool Form Scale

〔O'Donnell LJD, et al：Br Med J, 300：439-440, 1990／
Longstreth GF, et al：Gastroenterology, 130：1480-1491, 2006より〕

🌿 下剤の分類と特徴

1．下剤の分類

　下剤は，便を軟らかくする浸透圧性下剤，腸蠕動を刺激する大腸刺激性下剤，末梢性μオピオイド受容体拮抗薬（PAMORA），その他の作用をもつ下剤に大別される（**表2**）[3]。

　下剤の投与を開始する際は腸閉塞を除外することが重要である。腸閉塞の疑いがあれば大腸刺激性下剤の使用は避け，疝痛を起こさないように，浸透圧性下剤を慎重に使用する。効果が認められなければ，ただちに中止する。腸閉塞がなければ，直腸内の宿便の有無を確認し，もし宿便が存在していれば摘便や坐剤，浣腸などの経直腸的処置を行う。

　便が硬い場合には浸透圧性下剤を，腸蠕動運動が低下している場合には大腸刺激性下剤を使用し，患者の症状により併用する。効果が不十分な場合にルビプロストンの併用を検討する[2]。近年，新しい作用機序の下剤が次々と承認され，2017年にPAMORAのナルデメジン，2018年に分泌促進薬のリナクロチドおよびエロビキシバット，浸透圧性下剤のポリエチレングリコール製剤が使用

表2　オピオイドによる便秘対策として使用される下剤

分類		一般名	主な商品名	用法・用量
浸透圧性下剤	塩類下剤	酸化マグネシウム	酸化マグネシウム，マグミット	1日1,000〜2,000mg（分2〜3）
	糖類下剤	ラクツロース	モニラック，ラクツロース	1日10〜60mL（分2〜3）
	PEG製剤	マクロゴール4000・ナトリウム・カリウム	モビコール	1日2〜6包（分1〜3）
大腸刺激性下剤		センナ	アローゼン，アジャストA	1日1〜3g（分2〜3）
		センノシド	プルゼニド	1日12〜48mg（就寝前または起床時と就寝前）
		ピコスルファートナトリウム	ラキソベロン	1日5〜30滴/2〜6錠（分2〜3）
		ビサコジル	テレミンソフト	1回10mg，1日1〜2回（頓用）
末梢性μオピオイド受容体拮抗薬（PAMORA）		ナルデメジン	スインプロイク	1日0.2mg（分1）
分泌促進薬	クロライドチャネルアクチベーター	ルビプロストン	アミティーザ	1日48μg（分2）
	GC-C受容体アゴニスト	リナクロチド	リンゼス	1日0.25〜0.5mg（分1）
	IBAT阻害薬	エロビキシバット	グーフィス	1日10〜15mg（分1）
浣腸		グリセリン	グリセリン，ケンエーG	1回10〜150mL

PEG：ポリエチレングリコール，GC-C：グアニル酸シクラーゼC，IBAT：胆汁酸トランスポーター

〔日本緩和医療学会 緩和医療ガイドライン作成委員会・編：がん疼痛の薬物治療に関するガイドライン2014年版．
金原出版，p59，2014をもとに作成〕

Lesson8　便秘に対応する

可能となり，下剤の選択肢が増えた。これら新規下剤に関してはガイドライン上に記載はなく，現在のところ位置づけは明らかになっていない。

2. 浸透圧性下剤

　浸透圧性下剤は，腸管内に体液と等張になるまで水分を移行させ，便を軟らかくする。ラクツロースは分解酵素が消化管内に存在しないため，消化・吸収されることなく結腸に達し，浸透圧性下剤として作用する。また，塩類下剤は腸管全体で浸透圧効果を発揮する。

　塩類下剤にはマグネシウム（Mg）が含まれるため，腎機能低下患者では高Mg血症が現れる可能性が高くなる。そのため腎機能低下患者や高齢者では，投与中は定期的に血中Mg濃度を測定することが重要である。2018年にはポリエチレングリコール製剤であるモビコール®配合内用剤が慢性便秘症に対して使用可能となり，浸透圧性下剤の選択肢が増えた。

　モビコール®は慢性便秘症に保険適用をもつ国内初のポリエチレングリコール製剤である。小児（2歳以上）から使用が可能であり，海外では慢性便秘症の治療薬として推奨されている。その作用機序は，主成分のポリエチレングリコールの浸透圧効果により，腸管内の水分量が増加し，便が軟化，便容積が増大することで生理的に大腸の蠕動運動が活発化し排便が促される。モビコール®は自然な排便を促すため即効性はなく，初回自発排便発現までの日数は2日（中央値）であった。

▮▮ 症例1　オピオイド開始前から便秘傾向の患者

⚫ 56歳女性，卵巣がん，多発骨転移
骨転移による左腸骨〜大腿部の痛み（体性痛および神経障害性疼痛，NRS 6）と痺れがあり，ロキソプロフェン錠（ロキソニン®）60mg 1回1錠 1日3回を内服していたが，痛みが軽減せず，オピオイド導入となった。
面談初日の患者「以前はロキソニン®で痛みがとれていましたが，いまはいつも痛みと痺れがあります。歩くときに左足をかばうので，腰も痛くなってきました。お通じは2〜3日に1回程度です。もともと便秘気味で便は硬いですね」
検査値

血清クレアチニン値	0.61mg/dL	Ccr	89.4mL/分

　✎ この患者さんの症状についてアセスメントしてください。

　✎ どのような処方提案をしますか？

117

この症例の結果

腎機能は正常であり，オキシコドン徐放錠（オキシコンチン®TR）5mg 1回1錠 1日2回と同時に，酸化マグネシウム錠（マグミット®）330mg 1回1錠 1日3回を内服開始することとした。

面談2日目「痛みはずいぶん軽くなりました（NRS 1）。腰の痛みがずっと楽になっています。お通じも1～2日に1回はあります。便の硬さもちょうどいいです」。オピオイドとマグミット®の服用を開始したことにより，便秘が悪化することなく疼痛コントロール可能となった。

面談4日目「痛みはとれて，夜もぐっすり眠れているので，このままの量で様子をみたいです。便秘にもなっていません」。その後もマグミット®を併用し，便秘の症状もなくオピオイドを継続できた。

ポイント

本症例のように便秘傾向のある患者に対してオピオイドを開始すると，便秘の症状が悪化する可能性があるため，下剤を投与して排便コントロールを行う。本症例は，オピオイド開始前より便秘症状がみられたためにオピオイド開始時から下剤を投与した。排便回数や便の性状により下剤を選択するが，本症例の場合は硬便であったためマグミット®を選択した。この際，腎機能が低下していないことを確認する。

症例2 悪心出現のため酸化マグネシウムを使えない患者

● 66歳女性，乳がん，多発骨，肺，肝転移

骨転移による右大腿部前面～側面の痛み（体性痛，神経障害性疼痛）に対して，フェンタニル貼付剤（フェントス®テープ）1mgにて疼痛コントロールは良好（NRS 1）であった。半年前のオピオイド開始時にはオキシコドンを内服していたが，悪心が持続するため開始1カ月後にフェントス®へオピオイドスイッチングした経緯あり。便秘対策にはオピオイド開始当初よりナルデメジン錠（スインプロイク®）を内服し排便コントロール良好であったが，最近残便感が出現してきた。酸化マグネシウム，大建中湯は内服により悪心が出現したため使用中止となり，現在はセンノシド錠（プルゼニド®）を便秘時に内服している。

この時点での処方薬

　フェンタニル貼付剤（フェントス®）1mg　　　　1日1回
　ナルデメジン錠（スインプロイク®）0.2mg　　　1回1錠　1日1回
　センノシド錠（プルゼニド®）12mg　　　　　　1回2錠　便秘時

面談初日の患者「お通じは3日に1回くらいプルゼニド®を飲んで出しています。もともと便秘体質でしたからね。排便時にお腹がキューっと痛くなります」

Lesson8 便秘に対応する

> ✎ **この患者さんの症状についてアセスメントしてください。**
>
> ．．．
>
> ✎ **どのような処方提案をしますか？**
>
> ．．．
>
> ．．．

🔍 **この症例の結果**

ポリエチレングリコール製剤（モビコール®）1回2包 1日1回 内服開始することとした。
面談7日目「モビコール®を飲み出して3日後から普通の便が出るようになりました。お
腹も痛くならないからいいですね。プルゼニド®は1回も使いませんでしたよ。水に溶か
して飲むから飲みやすくて吐き気もなかったです」。モビコール®を開始し排便コントロー
ル良好となった。

💡 **ポイント**

本症例は酸化マグネシウムが使用できない状況で，かつプルゼニド®使用時に腹痛を伴っ
ていることから，他剤への変更が望ましいと考えた。硬便であり，錠剤・散剤は悪心が
懸念されたため，モビコール®を選択した。モビコール®は1包あたり60mLの水に溶か
して内服する内用剤であり，味が気になり服用しにくい場合には他の飲料に溶かして服用
することもできる。また食事の影響もないとされ，患者のライフスタイルにあわせて服用
できることも利点である。

3. 大腸刺激性下剤

　大腸刺激性下剤は，筋層間神経叢を直接に刺激して，腸蠕動を亢進させることにより排便を促す。
センナ，センノシドなどの投与によって，尿が黄褐色〜赤色となることがあるため，事前に患者に
説明しておく。主な副作用は，腸蠕動亢進による腹痛，悪心・嘔吐，下痢であり，長期連用によ
り耐性が出現し難治性便秘になることがあるため注意が必要である。

4. その他の下剤

(1)ルビプロストン

　ルビプロストンは，小腸上皮細胞に発現するクロライドチャネルを活性化し，腸管内腔側への
水分分泌を促進させる。その結果，便を軟らかくして排便を促進する。血清中のNa，K，Clなど
の電解質は，ルビプロストン内服による影響は受けないことが知られている[6]。わが国におけるル
ビプロストンの適応は，慢性便秘症（器質的疾患による便秘を除く）のみであるが，米国ではオピ
オイドによる便秘に対する適応が認められている。

119

主な副作用は下痢および悪心であり，悪心は若年女性に多い。2012年の発売当初は24μg製剤のみであったが，2018年には12μg製剤も発売され用量調整しやすくなった。

(2)リナクロチド

14個のアミノ酸からなる合成ペプチドであるリナクロチドは，小腸粘膜のグアニル酸シクラーゼC受容体を活性化し，クロライドチャネルを介してクロライドイオンを分泌させ，腸管内腔側への水分分泌を促進させる。加えて，求心性神経の痛覚過敏を抑制し，腹痛を緩和する作用も期待されている。バイオアベイラビリティが極めて低く腸管局所で作用するため，全身性の副作用は少ないと考えられている。

(3)ナルデメジン

末梢性μオピオイド受容体拮抗薬（peripherally acting mu-opioid receptor antagonist；PAMORA）であり，血液脳関門を透過しにくいためオピオイド鎮痛薬の鎮痛作用を妨げず，オピオイドによる便秘を改善する。このような作用から，OICに対する適応が認められている。ナルデメジン投与後の初回自発排便発現までの時間は4.7時間（中央値）であった。オピオイドによる腸の蠕動抑制作用が解除されることで，一過性に排便回数が増え下痢になることがあるため，患者へ事前に下痢の可能性を説明しておく。

(4)エロビキシバット

胆汁酸の再吸収を担うトランスポーターを選択的に阻害し，腸管における胆汁酸の再吸収を抑制する。その結果として，大腸内に流入する胆汁酸の量が増加し，大腸内への水分分泌と大腸の蠕動を促進させ排便を促す。海外での使用経験がないため，安全性情報などの蓄積が重要である。

重篤な肝障害患者は，胆道閉塞や胆汁酸分泌が低下していると効果が期待できない場合があり慎重投与となっている。エロビキシバット投与後の初回自発排便発現までの時間は5.2時間（中央値）であった。

(5)浣腸剤，坐剤

宿便を認める場合や，経口下剤のみでは十分な排便がない場合は，経直腸的処置（坐剤，浣腸，摘便）を行う[1]。グリセリン浣腸は，浸透圧性に便を軟らかくし，腸管壁への直接刺激と便を潤滑化することにより排便を促す。ただし浣腸は，腸管穿孔や腸管出血，強度の全身衰弱のある患者には禁忌である。

ビサコジルは，結腸細菌叢により活性型へ変換されることで，結腸や直腸に作用して腸蠕動を亢進させることにより排便を促す。

▌▌ 症例3 下剤を2種類服用中だが再び便秘気味に

● 56歳女性，乳がん，多発骨転移
骨転移による左大腿部〜足趾の痺れを伴う痛み（体性痛，神経障害性疼痛）に対して，オキシコドン徐放錠（オキシコンチン®TR），プレガバリンOD錠（リリカ®）を内服し疼痛コントロールはおおむね良好であった（NRS 3）。便秘対策にはオピオイド開始時より酸化マグネシウム錠（マグミット®），ナルデメジン錠（スインプロイク®）を内服しているが，便が硬く残便感がある。

Lesson8　便秘に対応する

この時点での処方薬

オキシコドン徐放錠（オキシコンチン®TR）20mg	1回2錠	1日2回12時間ごと
プレガバリンOD錠（リリカ®）75mg	1回1錠	1日2回
酸化マグネシウム錠（マグミット®）330mg	1回2錠	1日3回
ナルデメジン錠（スインプロイク®）0.2mg	1回1錠	1日1回

面談初日の患者「お通じは1～2日に1回ありますが，便が硬くてスッキリ出ませんね。オキシコンチン®TRを始める前から便秘気味でした。スインプロイク®を飲み始めてから便秘はいったん解消したんですが，最近また便が硬くなってきました」

🖋 **この患者さんの症状についてアセスメントしてください。**

　　　　　　　　　　　　　　　　　　　　　　　　　　　　　　　　　　　　

🖋 **どのような処方提案をしますか？**

🔍 **この症例の結果**

ルビプロストン（アミティーザ®）24μg 1回1Cap 1日2回内服を開始した。

面談7日目「お通じはスッキリ出るようになりました，便の硬さもちょうどいいです。アミティーザ®を1日2回飲むと下痢気味になったので1回飲むようにしました」。アミティーザ®を開始し，残便感が解消され排便コントロール良好となった。下痢や悪心などの発現はなかった。

💡 **ポイント**

オピオイド使用中で下剤を使用しても排便コントロール不良の場合は，下剤の増量か作用機序の異なる下剤の併用を考慮する。本症例では作用機序の異なる下剤を2種類（浸透圧性下剤，PAMORA）使用していったんは排便コントロール良好となったが，再び便秘となった事例である。硬便とのことで分泌促進薬であるアミティーザ®を選択した。標準用量は1回24μg 1日2回だが，症状により適宜調整が可能である。

🌿 排便コントロール困難例への対応

　オピオイドによる便秘が発現した患者に対して，下剤の投与や経直腸的処置で便秘が改善しない場合は，オピオイドスイッチング（モルヒネやオキシコドンからフェンタニルへの変更）を行うことで便秘の改善が期待できる。

121

症例4　排便コントロール不良でオピオイドの継続が困難

● 48歳男性，胃がん，肺転移・骨転移

原発腫瘍の増大による心窩部痛・背部痛（内臓痛，NRS 9）に対し，モルヒネ徐放錠（MSコンチン®）およびフェンタニル貼付剤（フェントス®），便秘対策として酸化マグネシウム錠（マグミット®）を使用していた。腎機能はCcr 75.2mL/分と正常であった。

この時点での処方薬

モルヒネ徐放錠（MSコンチン®）30mg	1回1錠	1日2回
フェンタニル貼付剤（フェントス®）2mg	1日1回	
酸化マグネシウム錠（マグミット®）330mg	1回2錠	1日2回

面談初日の患者「1カ月くらい前から痛みが強くなってきて，横になると痛いです。夜中に痛みで目が覚めることもあります。食欲も落ちてきました。お通じは1週間くらいありません。お腹が張って苦しいです……」

✏ この患者さんの症状についてアセスメントしてください。

✏ どのような処方提案をしますか？

🔍 この症例の結果①

面談前1週間ほど排便がなく，腹部膨満感あり。腸蠕動音は弱いが，排ガスはあり。腹部X線にて宿便を認めたが，腸閉塞は否定的であったため，面談当日にグリセリン浣腸にて排便を促した。

面談2日目「お腹の張りは楽になって，いつもよりごはんが食べられました」。便は硬く，腸蠕動運動も微弱であったことから，マグミット®を1日3回へと増量し，センノシド錠（プルゼニド®）を併用した。

🔍 この症例の結果②

今後もモルヒネによる便秘が継続して排便コントロール不良となることを懸念し，MSコンチン®60mg/日からフェントス®2mgへとオピオイドスイッチングを行い，さらにフェントス®を4mg/日まで増量した。加えて，疼痛時のレスキュー薬としてフェンタニル舌下錠（アブストラル®）100μgの服用を開始した。

面談7日目「痛み止めの薬を変えてから便の回数が増えました。痛いときはレスキューを使って痛みがとれています。夜も眠れていますよ」。排便は1〜2日に1回程度あり，腹部膨満感も改善し，排便コントロールは良好となった。オピオイドスイッチング後，レ

> Lesson8 便秘に対応する

スキューの使用もあり，疼痛も軽減し（NRS 2），全身状態は改善した。

💡ポイント

オピオイド使用中で下剤を使用しても排便コントロールが不良である場合は，下剤の増量か作用機序の異なる下剤の併用を考慮する。本症例では，1週間排便がなく，宿便が認められたため，自力での排便が困難と判断し，オピオイドスイッチング前に浣腸を使用し排便を促した。この際，腸閉塞の有無を確認することが重要である。

また，ナルデメジン（スインプロイク®）などの下剤の追加も検討したが，胃がん患者であり今後内服が困難になることを想定して，オピオイドスイッチングを行った。モルヒネからフェンタニルへオピオイドスイッチングを行うことによって便秘の改善が期待できる。

🌿 腸閉塞への対応と薬剤の特徴

　腸閉塞とは，腸管の通過障害によって腸管内容物が増加するとともに，腸管内への水分・電解質の分泌が亢進し，消化管拡張による管腔内圧上昇や腸管内皮障害を生じる病態である[1]。悪心・嘔吐，腹痛，腹部膨満，排便・排ガスの停止などの症状を呈する。上部腸閉塞では初期より嘔吐が出現するが，下部腸閉塞では症状は徐々に出現し，腹部膨満感がみられることが多い。

　治療では外科手術や消化管ステント留置術，減圧目的の経鼻胃管や経皮内視鏡的胃瘻増設術（PEG），狭窄部位への放射線照射などを検討する。これらの適応を検討したうえで，薬物療法は悪心・嘔吐，腹痛，腹部膨満などの症状緩和を目的として行う[1]。腸閉塞に対する薬物療法では消化管分泌抑制薬および副腎皮質ステロイドが投与され，悪心・嘔吐，腹痛などに対しては制吐薬，鎮痛薬，補液などによる対症療法が行われる。

1. 消化管分泌抑制薬

（1）オクトレオチド

　消化液分泌抑制や消化管の蠕動抑制によって，水および電解質の消化管からの吸収を促進させ，消化管内容物を減少させることで症状を改善する。

（2）ブチルスコポラミン

　ムスカリン受容体を阻害することで消化管平滑筋の緊張と蠕動を抑制し，消化液の分泌を抑制する。効果はオクトレオチドに劣るため，オクトレオチドの代替，または効果が不十分な場合に併用して使用することが多い。

2. 副腎皮質ステロイド

　腸閉塞に伴う腸管の浮腫や炎症を軽減し，消化管を再開通させる。この作用によって悪心・嘔吐などの症状を改善すると考えられている。わが国ではデキサメタゾンまたはベタメタゾンを4～8mg/日で使用することが多い。

3. 制吐薬

腸管が不完全閉塞で疝痛がない場合は，消化管運動亢進薬であるメトクロプラミド10〜60mg/日を使用する。完全閉塞や，不完全閉塞でも蠕動が亢進している場合には，疝痛や嘔吐などの症状を悪化させるおそれがあるため推奨されず，消化管閉塞患者には禁忌である。その他には，ハロペリドール，抗精神病薬，セロトニン5-HT$_3$受容体拮抗薬，ヒスタミンH$_1$受容体拮抗薬を用いる。

4. 鎮痛薬

非オピオイド鎮痛薬およびオピオイドによる疼痛治療を行う。不完全閉塞で排便を維持したい場合には，腸管蠕動抑制作用の少ないフェンタニルを使用する。疝痛に対してブチルスコポラミンの併用が有効な場合がある。

5. 輸液量の調整

過剰な輸液は消化管分泌の増加や，胸水・腹水，浮腫などの体液貯留により苦痛を増強させる。また，高度な脱水でも苦痛は増強するため，適切な輸液量の調整が必要である。臨床的には，500〜1,500mL/日の維持輸液が有用とされている（詳細は「終末期がん患者の輸液療法に関するガイドライン」[7]参照）。

症例5　腸閉塞による腹部膨満感を訴えている

● 64歳男性，胃がん，腹膜播種

腸閉塞の疑いにて緊急入院。腹部X線にて下腹部にニボー像あり，イレウス（不完全閉塞）と診断され，絶食下で保存的治療をしている。腹部膨満感があり，排便がなく苦痛を感じている。これまで服用していた酸化マグネシウム錠（マグミット®），大建中湯，アセトアミノフェン錠（カロナール®）は内服中止となった。

中止となった薬剤

酸化マグネシウム錠（マグミット®）330mg	1回2錠	1日3回
大建中湯	1回1包	1日3回
アセトアミノフェン錠（カロナール®）500mg	1回1錠	1日3回

面談初日の患者「お腹が張って苦しいです。お腹も痛いです」

> 🖊 この患者さんの症状についてアセスメントしてください。
>
> 🖊 どのような処方提案をしますか？

> **Lesson8　便秘に対応する**

🔍 この症例の結果

症状改善を目的として，オクトレオチド皮下注（サンドスタチン®）300 μg/日の持続皮下注を開始した。腹部の疝痛にはフェンタニル注射液10 μg/時の持続静注を開始した。また，必要時にはビサコジル坐剤（テレミンソフト®）を使用して排便を促した。

面談3日目「お腹の痛みは良くなって，張りも少しずつとれてきました。下剤を使って便も出ています」。腹痛，腹部膨満感，悪心などの症状が改善した。悪心の増悪，呼吸抑制などのフェンタニル注射の副作用はみられなかった。

面談7日目「お腹の痛みはだいぶ良くなりました。ガスも出るし，食事も今日から食べられるって」。保存的治療によりイレウスは改善し，水分摂取および流動食が開始となった。

💡 ポイント

腸閉塞時には絶飲食となるため内服薬は使用できない。消化管分泌抑制薬のサンドスタチン®を使用し，また不完全閉塞であったので排便コントロールには坐剤を用いた。絶飲食が解除された後は，便秘傾向とならないように排便コントロールを継続することが望ましい。その場合は大腸刺激性下剤ではなく，浸透圧性下剤を選択する。

🌿 マグネシウム製剤の薬物相互作用に注意

　マグネシウム製剤を使用する場合は，内服中の併用薬との薬物相互作用がないかよく確認する必要がある。

症例6　高カリウム血症治療薬の効果が乏しい原因は？

🔹 82歳男性，舌がん，リンパ節転移

原発腫瘍による左下顎の痛み（体性痛）に対してオキシコドン徐放錠（オキシコンチン®TR）を服用中。副作用の便秘対策として酸化マグネシウム錠（マグミット®）を服用しており，排便コントロールは良好であった。オキシコンチン®TR開始後，疼痛は軽減した（NRS 8→2）ものの，2週間後に高カリウム（K）血症（血清K値5.56mEq/L）が出現し，対症療法としてポリスチレンスルホン酸カルシウム（アーガメイト®20％ゼリー）の服用が開始となった。しかし，アーガメイト®開始1週間後のK値は5.80mEq/Lと依然として高値であり，アーガメイト®によるK値の低下効果は得られていなかった。

この時点での処方薬

オキシコドン徐放錠（オキシコンチン®TR）5mg	1回1錠	1日2回
酸化マグネシウム錠（マグミット®）330mg	1回2錠	1日3回
ポリスチレンスルホン酸カルシウム（アーガメイト®20％ゼリー）25g	1回1個	1日3回

検査値

血清クレアチニン値	0.72mg/dL	Ccr	61.5mL/分

> ✏️ **この患者さんの症状をアセスメントしてください。**
>
> ....
>
> ....
>
> ✏️ **どのような処方提案をしますか？**
>
> ....
>
> ....
>
> ....

🔍 この症例の結果

オピオイドの副作用である便秘対策で服用していたマグミット®との薬物相互作用によって，アーガメイト®の効果が減弱している可能性が考えられた。このため，マグミット®の服用時間を食間へ変更するよう提案した。その3日後，K値は5.21mEq/L，8日後には5.09mEq/Lにまで低下し退院した。

💡 ポイント

マグミット®などの酸化マグネシウム製剤は，高K血症改善イオン交換樹脂製剤の効果を減弱させるおそれがある。その機序はマグネシウムイオンが陽イオンと交換されるためと考えられている。本症例の場合は薬物相互作用により十分な薬効を発揮できなかったが，両剤の服用タイミングをずらすことで本来の薬効が得られ，K値が低下したと考えられる。この他，酸化マグネシウム製剤はテトラサイクリン系薬やニューキノロン系薬などとも相互作用があり，これらの効果を減弱させる。そのため，これらの薬剤を併用する場合には服用タイミングをずらすなどの対応が必要となる。

なお，アーガメイト®は，便秘のある患者へ使用する場合，腸閉塞，腸管穿孔を起こすおそれがあり慎重投与となっている。本症例で便秘の増強はみられなかったが，便秘のある患者にアーガメイト®を使用する場合は排便状況を確認する必要がある。

📖 引用文献

1) 日本緩和医療学会・編：専門家をめざす人のための緩和医療学. 南江堂, 2014
2) 日本緩和医療学会 緩和医療ガイドライン作成委員会・編：がん患者の消化器症状の緩和に関するガイドライン 2017年版. 金原出版, 2017
3) 日本緩和医療学会 緩和医療ガイドライン作成委員会・編：がん疼痛の薬物療法に関するガイドライン 2014年版. 金原出版, 2014
4) Ishihara M, et al：A multi-institutional study analyzing effect of prophylactic medication for

prevention of opioid-induced gastrointestinal dysfunction. Clin J Pain, 28：373-381, 2012
5）Abramowitz L, et al：Prevalence and impact of constipation and bowel dysfunction induced by strong opioids：a cross-sectional survey of 520 patients with cancer pain：DYONISOS study. J Med Econ, 16：1423-1433, 2013
6）Lacy BE, et al：Bowel disorders. Gastoenterology, 150：1393-1407, 2016
7）日本緩和医療学会 緩和医療ガイドライン作成委員会・編：終末期がん患者の輸液療法に関するガイドライン 2013年版．金原出版, 2013

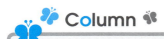

オピオイド開始時に下剤の予防的投与は有用か？
J-RIGID study の結果より

　オピオイドを開始する際は，便秘対策として下剤を予防的に用いることが有効と考えられますが，国内外のガイドラインでは，エビデンスがないという理由から下剤の予防的投与が推奨されるには至っていません。そこで，下剤の予防的投与の有用性を検証することを目的として，岐阜県・福岡県・岡山県・愛媛県の35施設からなる多施設共同レトロスペクティブ観察研究（J-RIGID study）[1]を行いました。

　適格基準を満たした619例のうち，予防的投与実施群（456例）では，非実施群（163例）に比べ，便秘の発現率が有意に低い結果でした（34％ vs 55％，p＜0.001）。さまざまな因子をもとに多変量解析を行ったところ，下剤の予防的投与を受けていない患者では，便秘の発現リスクが2倍に上昇していました。さらに，16例以上を登録した14施設において，予防的投与の実施率と便秘発現率の間には有意な負の相関関係（r＝−0.679，p＝0.008）があり，予防投与実施率が低い施設ほど便秘の発現率が高いという結果でした。

　ところで，どの下剤をどの程度投与すればよいのでしょうか？　予防的投与を受けた患者456例のうち，酸化マグネシウム製剤を単独または他剤と併用で服用した患者が62％と最も多かったことから，酸化マグネシウム製剤を中心に検討するのが妥当だと考えられます。興味深いことに，酸化マグネシウム単独で服用した患者に絞って解析すると，酸化マグネシウムの投与量が増えるに従い便秘の発現率が低下しており，特に1,000mg/日未満の患者群では予防的投与非実施群と有意差は認められなかったのに対し，1,000mg/日以上服用した患者では有意（p＝0.016）に低下していました。

　以上の結果より，下剤の予防的投与は有用であり，酸化マグネシウム製剤を用いる場合は1,000mg/日以上の投与が推奨されると考えられます。

引用文献
1）Ishihara M, et al：A multi-institutional study analyzing effect of prophylactic medication for prevention of opioid-induced gastrointestinal dysfunction. Clin J Pain, 28：373-381, 2012

Lesson 9 全身倦怠感・食欲不振に対応する

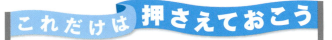

これだけは押さえておこう

- がん患者における倦怠感の頻度は高く，化学療法中で80〜90%，放射線治療中で60〜93%，終末期で100%と報告されている。
- がん悪液質は倦怠感や食欲不振の原因になりうるため，栄養状態を測るGlasgow Prognostic Scoreなどを用いて悪液質の可能性を評価する。
- 倦怠感・食欲不振に対するステロイドの効果が報告されている。予後が厳しい患者では漸減法，予後が比較的長い患者では漸増法が考慮されるが，副作用も踏まえて投与量を設定する。
- がん終末期は悪液質など代謝異常が進行しており，輸液により浮腫や胸水，気道分泌の増加を招くことがある。輸液の必要性をよく検討し，投与後は患者の状態を観察する。

Key word

倦怠感，食欲不振，ステロイド，ステロイドの副作用

がん患者の倦怠感の症状と原因

　がんの進行に伴う倦怠感は，日常生活や通常の運動機能を妨げるような苦痛を伴う持続的疲労感であり，身体的倦怠感（だるい，疲れやすい），精神的倦怠感（活気や興味の低下，集中できない），認知的倦怠感（言い間違える，忘れやすい）といった多次元的な要素からなると考えられている。倦怠感の頻度は高く，化学療法中で80〜96%，放射線治療中で60〜93%，終末期では100%と報告されている[1]。この倦怠感は，Cancer Fatigue Scale[※1]を用いて多面的に評価することができる。

　病態から，腫瘍そのものによる一次的倦怠感と，貧血，感染，薬剤，発熱，電解質異常，臓器不全，精神症状，がん悪液質（進行がんで認める，栄養摂取で改善しない進行性の筋肉量・筋力の減少や代謝異常。詳細は後述）などが原因の二次的倦怠感に分けられる（表1）。多くの患者では，これらの複数の要因が関連している[1]。

※1　Cancer Fatigue Scaleは，身体的倦怠感・精神的倦怠感・認知的倦怠感という3つの尺度から構成される15項目の質問票で，3つの尺度の合計で総合的倦怠感を評価する。国立がん研究センターによる日本語版もWeb上で公表されている。

> **Lesson9　全身倦怠感・食欲不振に対応する**

表1　二次的倦怠感の原因

- 貧血
- 薬剤性
- 悪液質
- 感染症
- 発熱
- 電解質異常
- 血糖値異常
- 腎機能障害
- 脱水
- 栄養障害
- 肝機能障害
- 精神症状
- 他の身体症状

〔松尾直樹：倦怠感，月刊薬事，55（臨増）：1740，2013 より〕

表2　食欲不振の原因

1. がんによって生じる食欲不振

- 物理的，機能的な消化管の狭窄や閉塞
- 腹膜や腸間膜浸潤に伴う腹部症状
- 消化液の分泌低下に伴う消化管機能低下
- 腫瘍から分泌される液性因子による炎症症状
- 腫瘍の進行に伴う悪液質
- がんの進行による痛み，電解質異常

2. 化学療法により生じる食欲不振

- 悪心・嘔吐
- 口腔粘膜炎
- 消化管粘膜炎，下痢
- 便秘
- 味覚・嗅覚障害

3. 患者要因により生じる食欲不振

- 抑うつ・不安などの精神症状
- 不十分な自己管理能力や支援環境

がん患者の食欲不振の原因

　食欲不振の原因はさまざまであるが，がんに関連した原因としては，悪心・嘔吐，胃内容物停滞，腹水，腸閉塞など消化器系の異常，痛みや呼吸困難，その他さまざまな身体的苦痛，口腔内の問題，臓器不全，電解質異常などがある。また，がん悪液質の主要症状の一つとして食欲不振が認められることがある。その他，化学療法や患者要因によっても食欲不振が生じる[1]（**表2**）。

　本項では症例1と2を軸に，倦怠感・食欲不振のアセスメントやがん終末期の栄養管理，ステロイドの投与方法などについて解説したい。

症例1　倦怠感・食欲不振が悪化

68歳男性，非小細胞肺がん，脳転移・多発骨転移（stage Ⅳ）　*EGFR*遺伝子変異（−），*ALK*遺伝子転座（−）

肺がんに対し，外来にてシスプラチン＋S-1療法（シスプラチン 60mg/m^2，day1，S-1 120mg/body，day1〜14，21日間で1コース）を2コース行ったもののprogression disease（PD）であり，化学療法は中止。症状緩和目的で入院となったが，この頃より発熱時に倦怠感が認められるようになった。腰椎の骨転移痛に関しては，放射線治療（20Gy/5fr），コルセット，オキシコドン徐放錠（オキシコンチン®TR）20mg 1回1錠8時間ごとでコントロール良好であったが，食欲不振（食欲の著明な低下，数口以下）が発現。倦怠感の悪化も認められ，ほとんど臥床している状態であった。同時にせん妄と思われる不明言動・見当識障害が認められた。胸部CTでは腫瘍サイズの増大が認められた。

この時点での処方薬

アセトアミノフェン錠（カロナール®）200mg	1回3錠	1日4回	毎食後・就寝前
酸化マグネシウム錠（マグミット®）330mg	1回1錠	1日3回	毎食後
ラベプラゾール錠（パリエット®）10mg	1回1錠	1日1回	夕食後
プレガバリンカプセル（リリカ®）75mg	1回1Cap	1日2回	朝・夕食後
オキシコドン徐放錠（オキシコンチン®TR）20mg	1回1錠	8時間ごと	
オキシコドン散（オキノーム®）10mg	1回1包	疼痛時	

検査値

WBC	22,800/μL	RBC	$275 \times 10^4/\mu$L	Hb	7.5g/dL	Plt	$14.6 \times 10^4/\mu$L
Ht	24.7%	AST	9U/L	ALT	7U/L	T-Bil	0.2mg/dL
Na	135mEq/L	K	4.4mEq/L	Cl	99mEq/L	Ca	8.1mg/dL
Alb	1.7g/dL	BUN	13mg/dL	Scr	0.5mg/dL	CRP	6.0mg/dL
FBS	96mg/dL						

バイタル　体温36.1℃，血圧112/62mmHg，心拍数67回/分

✎ **この患者さんの症状についてアセスメントしてください。**

✎ **薬物療法についてどのような提案をしますか？**

🔍 **この症例の結果**

緩和ケアチーム内で相談し，ベタメタゾン錠（リンデロン®）0.5mg 1回2錠 1日1回 朝食後が開始となった。また，通常食をライト食へ変更したところ，倦怠感・食欲不振の一時的な改善が認められた。せん妄については，緩和ケアチームの精神症状担当医師に経過観察を依頼した結果，改善が認められた（せん妄への対応についてはLesson10を参照）。

💡 **ポイント**

終末期がん患者の倦怠感・食欲不振に対し，ステロイドを投与すると一時的に状態が改善することが多いが，投与量や投与方法については，患者の予後や状態を把握したうえで決定する必要がある。

なお，ライト食については後述のp.134を参照のこと。

倦怠感の原因をアセスメントする

　治療を行う前に，倦怠感の原因について評価を行う．二次的倦怠感の原因を検索し（**表1**），改善可能な病態が同定されれば，その病態に対して適切な治療を行う．そのうえで，一次的倦怠感の可能性を考えて薬物療法を行う．上述の症例1では，貧血，電解質異常（低ナトリウム血症や高カルシウム血症），血糖値異常，腎・肝機能障害は認められなかった．しかし，せん妄やうつ病などの精神症状が倦怠感の発現に関与している可能性があるため，精神症状担当医師と連絡を密にとり，精神症状を注意深く経過観察していく必要があった．

　また，がん悪液質についても評価する必要がある．悪液質とは，「従来の栄養サポートで改善することは困難で，進行性の機能障害をもたらし，著しい筋組織の減少を特徴とする複合的な代謝障害症候群」であり，病理生態学的には，「経口摂取の減少と，代謝異常による負のタンパク，エネルギーバランスを特徴とする」と定義されている[2]．また，悪液質のステージは**図1**に示すとおり，不

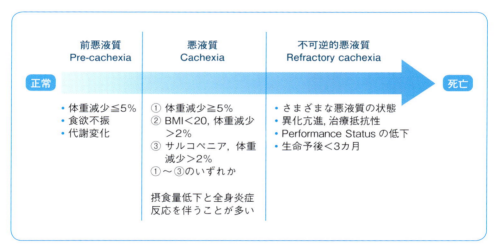

図1 悪液質のステージ

〔Fearon K, et al：Lancet Oncol, 12：489-495, 2011 より〕

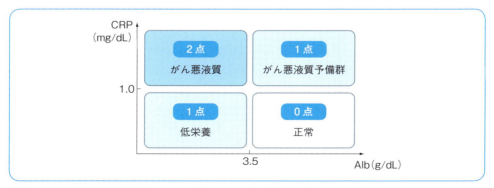

図2 悪液質の評価法（Glasgow Prognostic Score）

〔Forrest LM, et al：Br J Cancer, 89：1028-1030, 2003 より〕

可逆的な栄養障害に発展していくことが知られている[3]。悪液質の評価方法として，Glasgow Prognostic Score（GPS）がある。GPSは，英国のDonald C.McMillanが提唱した，CRPとアルブミン（Alb）による炎症をベースにした栄養状態の指標であり，CRP 1.0mg/dL，Alb 3.5g/dLを境に各2群に分類し，CRP≦1.0mg/dLかつAlb≧3.5g/dLを0点（正常），CRP≦1.0mg/dLかつAlb＜3.5g/dLを1点（低栄養），CRP＞1.0mg/dLかつAlb≧3.5g/dLを1点（がん悪液質予備群），CRP＞1.0mg/dLかつAlb＜3.5g/dLを2点（がん悪液質）として評価する[4]（図2）。GPSが高くなるほど予後の悪化につながる。この評価方法に基づき評価を行ってみると，症例1の患者は悪液質となっていることがわかり，それを踏まえた上での薬物療法が必要となる。

食欲不振の原因をアセスメントする

倦怠感と同様に，食欲不振の原因についても評価を行う。前述のように，原因としては化学療法による悪心・嘔吐，胃内容物停滞，腹水，腸閉塞などの消化器系の異常，痛みや呼吸困難，その他さまざまな身体的苦痛，電解質異常，抑うつや不安などの精神的な苦痛，悪液質などがあり，倦怠感の原因と重複していることが多い[1]（表2）。

ステロイド投与のエビデンスと投与方法

以前より，倦怠感に対してステロイドを投与すると「何となく元気になる」ことが経験的に知られていたが，質の高いエビデンスはなかった。しかし，2013年に倦怠感を評価項目としてプラセボ対照の比較試験が行われ，ステロイドがプラセボと比較して倦怠感を緩和させる効果があることが初めて示された[5]。

また，ステロイドには薬理作用として食欲増進作用がある。そのため，終末期がん患者の食欲不振に対してステロイドが使用されることが多いが，これまで明確なエビデンスはなかった。しかし，2014年にオピオイド使用中がん患者の倦怠感・食欲低下に対するメチルプレドニゾロンのプラセボ対照二重盲検ランダム化比較試験の結果が発表され，副次評価項目ではあったが，がん患者の倦怠感だけでなく，食欲不振に対してもステロイドが有効であることが示された[6]。

ステロイドの投与方法として，予後が厳しければ漸減法，予後が比較的長ければ漸増法が考慮されるが[7]，副作用（感染症や抑うつ症状，せん妄）も考慮して投与量を設定する必要がある。予後については，Palliative Prognostic Index（PPI）を用いて簡便に評価することができる[2]（表3）。前記の情報だけでは症例1の患者の数値を正確に評価することはできないが，せん妄があること，ほとんど臥床している状態であること，経口摂取の著明な減少があることを考慮すると，この患者の予後は80％の確率で3週間以内であることがわかる。予後が厳しいためベタメタゾン錠4mg/日より開始する予定だったが，せん妄を合併していたため1mg/日より開始となった。

がん終末期の栄養管理

わが国では，終末期の経口摂取低下症例に対して輸液を行うことが多い。しかし，終末期では悪液質が発現し代謝異常が進行しているため，輸液を行うことで浮腫や胸水，気道分泌の増加を

Lesson9 全身倦怠感・食欲不振に対応する

表3 生命予後の評価に用いられる基準（Palliative Prognostic Index）

Palliative Perfomance Scale（下表）	10〜20	4.0
	30〜50	2.5
	≧60	0
経口摂取 *	著明に減少（数口以下）	2.5
	中程度減少（減少しているが数口よりは多い）	1.0
	正常	0
浮腫	あり	1.0
	なし	0
安静時の呼吸困難	あり	3.5
	なし	0
せん妄	あり（原因が薬物単独，臓器障害に伴わないものは含めない）	4.0
	なし	0

【使用方法】Palliative Perfomance Scale，経口摂取，浮腫，安静時の呼吸困難，せん妄の該当得点を合計する。合計得点が6より大きい場合，患者が3週間以内に死亡する確率は感度80%。特異度85%，陽性反応適中度71%，陰性反応適中度90%である。
＊：消化管閉塞のため高カロリー輸液を受けている場合は「正常」とする。

Palliative Perfomance Scale

	起居	活動と症状	ADL	経口摂取	意識レベル
100	100%起居している	正常の活動が可能 症状なし	自立	正常	清明
90		正常の活動が可能 いくらかの症状がある			
80		いくらかの症状があるが努力すれば正常の活動が可能		正常または減少	
70	ほとんど起居している	何らかの症状があり通常の仕事や業務が困難			
60		明らかな症状があり趣味や家事を行うことが困難	ときに介助		清明または混乱
50	ほとんど座位か横たわっている		しばしば介助		
40	ほとんど臥床	著明な症状がありどんな仕事もすることが困難	ほとんど介助		清明または混乱または傾眠
30	常に臥床		全介助	減少	
20				数口以下	
10				口腔ケアのみ	傾眠または昏睡

〔日本緩和医療学会 緩和医療ガイドライン作成委員会・編：終末期がん患者の輸液療法に関するガイドライン2013年版. 金原出版, p5, 2013 より〕

招くことが少なくない。終末期に輸液を行う際には，必要以上の輸液による体液貯留の増加の有無や，分泌物の増加による不利益が生じていないかを慎重に経過観察する必要がある。「終末期がん患者の輸液療法に関するガイドライン2013年版」では，「生命予後が1カ月程度と考えられる，

経口的に水分摂取は可能だが，がん悪液質による食思不振のため栄養摂取が低下している消化管閉塞のない終末期がん患者に対しては，（中略）生命予後の延長を目的とした輸液は行わない」ことを推奨している[2]。

エイコサペンタエン酸（EPA）は，抗炎症作用をはじめ，タンパク質分解誘導因子（proteolysis-inducing factor：PIF）の産生低下，骨格筋の分解阻止効果があり，悪液質患者のQOL向上などの効果が認められている。わが国でもEPA添加栄養機能食品を用いた栄養管理を行うことにより，骨格筋量およびPerformance Statusの改善が認められているものの，ガイドラインでは明確な推奨はなく，現段階では集学的治療として有望であるというレベルである[2]。

また，症例1に出てきたライト食とは筆者の施設における名称で，高齢者や化学療法の施行などにより食欲が大幅に低下してしまい，「普通の量の食事が出てくると見るだけで食欲をなくしてしまう」という方を対象に，食事の量を一般常食の1/2程度とし，その代わり，味つけを若干濃く調整してある食事である。さらに，高栄養食品をプラスして必要なエネルギーやタンパク質などの確保ができるように調整されている。もし緩和ケアチームに栄養士がいるなら，このような食事療法についても相談してみるとよい。

症例2 ステロイド投与による口腔カンジダ症を発症した患者

● 59歳女性，大腸がん，肝臓転移・肺転移，Stage Ⅳ，*KRAS* 遺伝子変異（−）

大腸がんに対し，FOLFOX療法＋ベバシズマブを4コース施行もprogression disease（PD）のため，FOLFOX療法＋パニツムマブへ変更となった。この頃より右脇腹にズキズキする突出痛，痺れ，倦怠感，食欲不振が発現。CTより肝転移腫瘍の胸壁への浸潤が疑われた。オキシコドン徐放錠（オキシコンチン®TR）から注射（オキファスト®）へオピオイドスイッチングし痛みは改善されたものの，倦怠感，食欲不振は改善しなかったため化学療法を一時中止，ベタメタゾンリン酸エステルナトリウム注（リンデロン®）4mg/日開始となった。翌日より倦怠感，食欲不振は改善されたが，数日経過後に口角炎，舌痛により摂食困難となった。口腔内を観察したところ，口唇や舌の粘膜に白い苔状物が散在性に付着していた。

この時点での処方薬

アセトアミノフェン錠（カロナール®）200mg	1回4錠	1日4回	毎食後・就寝前
ロラゼパム錠（ワイパックス®）0.5mg	1回1錠	1日3回	毎食後
フロセミド錠（ラシックス®）200mg	1回1錠	1日1回	朝食後
酸化マグネシウム錠（マグミット®）330mg	1回1錠	1日3回	毎食後
プレガバリンOD錠（リリカ®）75mg	1回1錠	1日1回	就寝前
オキシコドン注（オキファスト®）	430mg/日，レスキュー1時間量早送り		
ベタメタゾン注（リンデロン®）	4mg/日		

Lesson9　全身倦怠感・食欲不振に対応する

検査値

WBC	7,000/μL	RBC	393×10⁴/μL	Hb	10.3g/dL	Plt	47×10⁴/μL
AST	60U/L	ALT	25U/L	T-Bil	0.2mg/dL	Na	136mEq/L
K	4.4mEq/L	Cl	96mEq/L	Alb	2.0g/dL	Ca	8.2mg/dL
BUN	9.3mg/dL	Scr	0.5mg/dL	CRP	23mg/dL		

バイタル　体温37.2℃，血圧126/80mmHg，心拍数70回/分

🖊 **この患者さんの症状についてアセスメントしてください。**

....

🖊 **薬物療法についてどのような提案をしますか？**

....

🔍 **この症例の結果**

緩和ケアチーム内で相談し，ステロイドの投与が口腔カンジタ感染の発症に関与していると考え，主治医とも相談の結果，ミコナゾールゲル（フロリード®）経口用2%　10gを1日4回に分け，毎食後・就寝前の塗布が開始となった。その後，口角炎と舌痛は改善が認められ摂食できるようになった。

💡 **ポイント**

ステロイド投与中は，感染症（口腔カンジダ）やその他の消化管障害，高血糖などの副作用を注意深くモニターする必要がある。

🌿 ステロイドによる副作用と対処法

　症例2では，がんの進行だけでなく，化学療法による悪心・嘔吐，口腔粘膜炎，消化管粘膜炎や味覚障害なども食欲不振，倦怠感に関与していると考え，化学療法は一時中止とし，ステロイドの投与が行われた。

　ステロイドの投与後，感染症（口腔カンジダ症）が認められたが，終末期においてはステロイドの副作用か，がんの進行による症状なのかを見極めることは困難であり，対処法も確立していない。しかし，ステロイドの投与開始後，比較的早期に生じたもので症状が並行する場合には，副作用を疑う[1]。症例2では口腔カンジダはステロイドによる副作用と判断され，ミコナゾール（フロリード®ゲル）の投与が行われた。ステロイドの副作用には感染症以外にも消化管障害，高血糖，

135

表4　ステロイドの副作用とその副作用対策例

副作用	対策例
消化管障害	プロトンポンプ阻害薬の併用
高血糖	インスリン使用，ステロイド減量
感染症（口腔カンジダ，ヘルペス）	抗真菌薬の口腔内塗布，口腔内衛生を保つ
精神症状（不眠，せん妄，抑うつ）	ステロイド減量，コンサルテーション
ミオパチー	ステロイド減量，プレドニゾロンへの変更
クッシング様変化（満月様変貌）	ステロイド減量
皮膚障害（皮下出血斑，ざ瘡）	ステロイドの中止・減量
電解質異常	ステロイドの中止・減量，補液による電解質管理

ミオパチーなどがあり，睡眠障害，せん妄，うつ病，躁状態などの精神症状も認められることがある。ステロイドによる副作用とその対策例を**表4**に示す。

　倦怠感の緩和を目的にステロイドを開始したにもかかわらず倦怠感がむしろ増強してしまう場合などには，ステロイドが睡眠障害，抑うつの原因になっていないか検討するなど，ステロイド投与中は全身状態を注意深くモニタリングする。

ステロイドの代替薬に何を選ぶか

　副作用によってはステロイドの続行が困難な場合がある。倦怠感に対するステロイドの代替薬としては，精神賦活薬であるペモリン（ベタナミン®錠）があり，眠気が不快である倦怠感の場合に使用が考慮される。通常10〜50mgを1日1回，朝食後服用する。しかし，終末期では過活動型せん妄を悪化させる場合があり，注意が必要である。

　食欲不振に対してステロイドを使用していて精神症状が現れた場合には，ステロイドの中止により食欲が再び低下するため，この場合はプロゲステロン製剤であるメドロキシプロゲステロン（ヒスロンH®錠）の使用も検討する。

　また，消化管蠕動運動の低下が食欲不振の原因として考えられる場合には，メトクロプラミド（プリンペラン®錠）やドンペリドン（ナウゼリン®錠），モサプリド（ガスモチン®錠）といった消化管運動亢進薬の併用を考慮する[1]。また近年，プロゲステロン製剤にオランザピン（ジプレキサ®錠）を併用することにより，さらに食欲が改善することが報告されている[8]。

　ただし，ペモリン，メドロキシプロゲステロン，オランザピンは倦怠感や食欲不振に保険適用がないため，使用する場合は院内の所定の審査を通す必要がある。

引用文献

1) 余宮きのみ・編:がん緩和ケアのフィジカルアセスメント.月刊薬事,55(臨増):1677-1933, 2013
2) 日本緩和医療学会 緩和医療ガイドライン作成委員会・編:終末期がん患者の輸液療法に関するガイドライン2013年版.金原出版,2013
3) Fearon K, et al:Definition and classification of cancer cachexia: an international consensus. Lancet Oncol, 12:489-495, 2011
4) Forrest LM, et al:Evaluation of cumulative prognostic scores based on the systemic inflammatory response in patients with inoperable non-small-cell lung cancer. Br J Cancer, 89:1028-1030, 2003
5) Yennurajalingam S, et al:Reduction of cancer-related fatigue with dexamethasone:a double-blind, randomized, placebo-controlled trial in patients with advanced cancer. J Clin Oncol, 31:3076-3082, 2013
6) Paulsen O, et al:Efficacy of methylprednisolone on pain, fatigue, and appetite loss in patients with advanced cancer using Opioids: A Randomized, Placebo-Controlled, Double-Blind Trial. J Clin Oncol, 32:3221-3228, 2014
7) 今井堅吾:いまさら聞けない緩和ケアにおけるステロイドの使い方Q&A:倦怠感・食欲不振にステロイドを使用する際のポイントは? プロフェッショナルがんナーシング, 4:498-499, 2014
8) Navari RM, et al:Treatment of cancer-related anorexia with olanzapine and megestrol acetate: a randomized trial. Support Care Cancer, 18:951-956, 2010

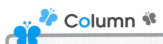

Column

緩和ケアチームにおける薬剤師の業務って何?

緩和医療の分野においては,薬剤師が医療チームの一員としての立場を確立しております。緩和ケアチームにおける薬剤師の役割については,日本緩和医療学会から発表された「緩和ケアチーム 活動の手引き」[1]に記載がありますが,緩和ケアチームのなかで薬剤師が薬物療法のスペシャリストとしてどのような業務体制で実務を行っているかについて,これまで明確な調査はありませんでした。

そこで2013年に,がん診療連携拠点病院の緩和ケアチーム薬剤師を対象に,業務体制に関する調査が行われました(回答数:304施設,回収率:77%)[2]。その結果,79%の薬剤師がラウンドへ参加しており,94%の薬剤師がカンファレンスへ参加していることがわかりました。また,50%以上の施設において,オピオイド製剤の副作用対策,痛み以外の症状緩和で用いられる薬剤の情報提供,オピオイド製剤の剤形とその特徴,薬理作用,相互作用および腎・肝機能障害時における投与設計に関する情報提供を週に3回以上行っていました(表)。

皆さんの病院で,緩和ケアチーム薬剤師はどのような業務を行っていますか? この結果を実際の業務に当てはめてみて,十分行われているところ,逆に足りないところを確認し,明日のチーム業務に役立ててみてください。

緩和ケアチーム薬剤師の臨床活動

	週3回以上行っている割合 （施設数）
オピオイド製剤の副作用対策に関する情報提供	56.3%（171）
痛み以外の症状（呼吸困難，食用不振，倦怠感など）緩和で用いられる薬剤の情報提供（効果，副作用，相互作用など）	54.6%（166）
オピオイド製剤の剤形とその特徴に関する情報提供	54.3%（163）
オピオイド製剤の薬理作用に関する情報提供	53.3%（162）
オピオイドローテーションに関する情報提供	52.7%（160）
オピオイド製剤の相互作用に関する情報提供	51.0%（155）
腎・肝機能障害時におけるオピオイド製剤の使用方法に関する情報提供	50.7%（154）
非オピオイド性鎮痛薬に関する情報提供（効果，副作用，相互作用など）	50.6%（154）
オピオイド製剤のタイトレーションに関する情報提供	50.0%（152）
精神症状（せん妄，睡眠障害，不安など）緩和で用いられる薬剤の情報提供（効果，副作用，相互作用など）	46.7%（142）
抗がん剤の副作用対策で用いられる薬剤の情報提供	42.2%（133）
抗がん剤に関する情報提供（効果，副作用，相互作用など）	41.1%（125）
チームラウンド・カンファレンスを行う際の患者資料の事前作成	37.8%（115）
疼痛・症状管理に必要な注射剤の配合変化に関する提案	33.6%（102）
緩和ケアチームの診療内容のカルテへの記載	30.3%（92）
オピオイド製剤の管理に必要な法的知識に関する情報提供	29.6%（90）
がんの症状緩和で用いられる院内製剤に関する情報提供	25.6%（78）

〔Ise Y, et al：J Pain Symptom Manage, 47：588-593, 2013 より〕

引用文献

1）日本緩和医療学会 専門的・横断的緩和ケア推進委員会：緩和ケアチーム 活動の手引き 第2版．日本緩和医療学会，2013（http://www.jspm.ne.jp/active/pdf/active_guidelines.pdf）
2）Ise Y, et al：The activity of palliative care team pharmacists in designated cancer hospitals: a nationwide survey in Japan. J Pain Symptom Manage, 47：588-593, 2013

● memo ●

Lesson 10 せん妄に対応する

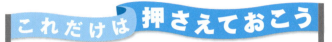 これだけは押さえておこう

- せん妄は緩和ケア病棟に入院時のがん患者の30～40％に合併し，死亡直前では90％近くに認められる。
- せん妄の発症には直接因子，準備因子，促進因子が関与する。がん患者では電解質異常や脳転移，また抗がん薬やオピオイドなどの薬剤が直接因子となりやすい。
- せん妄の薬物療法は抗精神病薬が主軸となる。各薬剤の薬物動態とともに，禁忌，剤形，副作用なども考慮して選択・使用する。
- 抗精神病薬による錐体外路症状に注意する。抗精神病薬や抗ドパミン作用をもつ制吐薬の開始・増量や長期投与の有無をチェックし，症状が現れている場合は中止・変更を検討する。

Key word

せん妄，抗精神病薬，不眠，薬剤性せん妄，アカシジア，DIEPSS

せん妄とは

　せん妄とは，急激に生じる意識障害を中心とする精神神経症状の総称である。一般病院の病棟や集中治療室（ICU）で多くみられるが，がん患者でも頻繁に生じる。緩和ケア病棟に入院時のがん患者の30～40％に合併し，死亡直前においては90％近くに認められる[1]。

　症状は，不眠や昼夜逆転など睡眠・覚醒リズムの障害，感情の変動，精神運動興奮，幻視や錯視，妄想など多彩である。せん妄から回復した患者の多くは，せん妄時の体験を想起でき，大半が苦痛を感じたとされている。また，興奮による転倒・転落や入院期間の延長を招くとともに，合併症や死亡率の増加とも関連していることが明らかになっている。高齢患者はせん妄を引き起こしやすいことから，せん妄は今後ますます医療現場で問題になると考えられ，多職種による予防や早期介入がいっそう重要となっている。

Lesson10　せん妄に対応する

🌿 せん妄の発症因子と 3 つのタイプを知ろう

　せん妄の発症にはまず直接因子が関与し，身体的（器質的）な障害が存在するところに準備因子や促進因子が加わり，意識，注意，知覚が障害される脳の機能不全として発症する（**表1**）。がん患者の場合，病状の進行に伴う高カルシウム血症や脳転移などが直接因子となりやすい。また，抗がん薬やオピオイド，ステロイドなどによる薬剤性せん妄も起こりやすいので注意が必要である。

　また，せん妄のサブタイプとして，過活動型，低活動型，混合型の3つを知っておきたい（**表2**）。低活動型は活動性が低下したり会話量が乏しくなることなどが特徴で，過活動型でみられる不穏症状（行動が活発で，落ち着きがない状態）もみられないことから，うつ状態や認知症と間違えられやすい（最後のコラム参照）。がん患者では低活動型せん妄も多くみられる。

　せん妄は基本的に可逆的であることが多い。終末期患者では不可逆性が多いともいわれているが，原因によっては回復する可能性も残されているため[1]，原因検索とその除去を図りつつ，必要に応じて治療介入を行う（**表3**）。

表1　せん妄の直接因子，準備因子，促進因子

直接因子	
中枢神経の障害	脳腫瘍，脳転移，がん性髄膜炎など
内科的疾患	代謝性疾患（糖尿病，腎疾患，肝疾患） 内分泌疾患（甲状腺疾患，副腎疾患）など
肝機能不全による代謝性脳症	高アンモニア血症など
薬剤	オピオイド，抗コリン薬，抗不安薬，睡眠薬，H_2受容体拮抗薬，化学療法薬，副腎皮質ステロイド，抗うつ薬，抗真菌薬など
感染症	肺炎，敗血症など
低酸素	
脱水	
血液学的異常	貧血，播種性血管内凝固症候群（DIC）など
電解質異常	低ナトリウム血症，高カルシウム血症など
準備因子	**脳機能低下を起こしやすい状態**
年齢	高齢
脳の器質的な障害	認知症の既往 脳血管障害など
促進因子	**せん妄の発症を促進・重篤化・遷延化させる要因**
環境	入院による環境の変化 ICU，CCUなどにおける過剰刺激
睡眠・覚醒リズムの障害	不適切な照明
治療上の身体拘束，強制臥床	24時間の持続点滴など
身体的症状	痛み，便秘，痒み，排尿障害，呼吸困難など
感覚遮断	聴力障害，視覚障害

〔Lipowski ZJ：Delirium：Acute Confusional States. Oxford University Press, 1990 より〕

表2 せん妄の臨床像

過活動型せん妄 24時間以内に右の2項目以上の症状（せん妄発症前から認める症状ではない）が認められる	・運動活動性の量的増加 ・活動性の制御喪失 ・不穏 ・徘徊	興奮，幻覚，幻触，妄想，不眠など過活動が主体である 夜間徘徊，転倒，ルート類の抜去や切断などの行動あり
低活動型せん妄 24時間以内に右の2項目以上の症状（せん妄発症前より認める症状ではない）が認められる（活動量の低下または行動速度の低下は必須）	・活動量の低下 ・行動速度の低下 ・状況認識の低下 ・会話量・速度の低下 ・無気力	無表情，無気力，傾眠など 低活動ではあるが，意識障害や内的不穏は持続している うつ病，認知症，不眠症と誤診されやすい 症状に乏しいため見すごされやすい
混合型 24時間以内に，過活動型および低活動型の両方の症状が認められる		

〔Meagher D, et al：J Neuropsychiatry Clin Neurosci, 20：185-193, 2008 より〕

表3 可逆性せん妄と不可逆性せん妄

	可逆性	不可逆性
要因	薬剤性，感染，高カルシウム血症，脱水　など	腎不全，肝不全，頭蓋内病変　など
治療目標	せん妄の回復	症状緩和
回復の可能性	高い	困難
薬物療法	抗精神病薬	抗精神病薬，鎮静
ケア	見当識障害への対応 生活リズムの改善 家族への説明	不穏症状への対応 安全性の確保 家族への説明

せん妄の原因が病状進行による場合には回復困難であることが多いとされている。

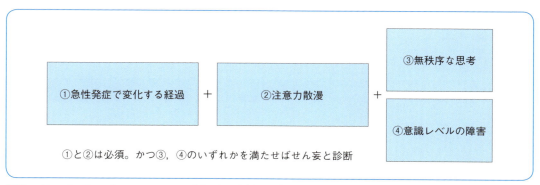

図1 Confusion Assessment Method（CAM）によるスクリーニング

せん妄の診断と評価方法

　診断は米国精神医学会による精神疾患の診断・統計マニュアル第5版（DSM-5）により行われることが多い。DSM-5では，せん妄の診断後は上述した活動性に関する3つのサブタイプを特定する

● Lesson10　せん妄に対応する

よう求めている。

　臨床現場でせん妄の見逃しを減らすためには，適切な評価尺度を使用することが望ましいが，いまのところ決定的なものはない[2]。一般の医療者でも短時間で行えるスクリーニング法としてConfusion Assessment Method（CAM）が広く用いられている。4項目からなる簡便な尺度で（図1），感度・特異度とも優れているが，評価者によるスクリーニング能力にバラつきがある。また，見当識障害や記憶障害の評価が乏しいため，CAMを使用する際は何らかの認知機能検査（Mini-Mental State Examinationや長谷川式簡易知能評価スケール）を併用したい[2]。

　CAM以外では，オピオイド使用下のがん患者のせん妄をアセスメントするために開発されたMemorial Delirium Assessment Scale（MDAS）や，せん妄の重症度評価のために開発されたDelirium Rating Scale-Revised-98（DRS-R-98）などが活用される。

症例1　モルヒネ増量後，チューブを外すなどの行動が出現

● 65歳男性，身長160cm，体重45kg，肺がん Stage IV

左肺尖部浸潤による左前胸部痛のため，オキシコドン徐放錠（オキシコンチン®TR）40mg 1回1錠 1日2回 12時間ごとで経過中であった。病状進行により経口摂取困難となり，呼吸困難の訴えがみられたため，酸素1L/分の開始とモルヒネ持続皮下注60mg/日へオピオイドスイッチングされた。その後，左前胸部痛が増強したためモルヒネ持続皮下注72mg/日に増量されたが，増量後より酸素チューブや点滴ルートを頻回に触り，ときどき無理に外そうとする行動が出現した。

検査結果

白血球数	3,300/μL	Na	136mEq/L	Scr	0.51mg/dL

> 🖉 **この患者さんの症状についてアセスメントしてください。**
>
> 🖉 **どのような処方提案をしますか？**

🔍 この症例の結果

チューブを頻回に触り外そうとする行為（注意障害）や，モルヒネ増量後の急性発症から，モルヒネによる過活動型せん妄が疑われた。直接因子はモルヒネ皮下注の開始と増量，さらに低酸素血症が考えられた。準備因子には高齢が，促進因子にはオピオイド皮下注と酸素投与のためのルート設置があげられた。

治療介入として，当初のオキシコンチン®TR 80mg/日（＝モルヒネ皮下注60mg/日）と等価換算量であるオキシコドン注（オキファスト®）60mg/日に変更し，経過をみて増量

143

することを提案した。

変更2日目：興奮行動は少なくなった。

変更4日目：落ち着きが戻り，呼吸困難の訴えも軽減された。

その後，左前胸部の疼痛状況にあわせた増量により痛みは軽減された。

💡ポイント

直接因子，準備因子，促進因子は必ずアセスメントしたうえで介入策を検討したい。「がん患者におけるせん妄ガイドライン」では，オピオイド投与中のがん患者にせん妄が起こった場合，症状軽減のためオピオイドを変更することを提案しており，本症例もモルヒネ皮下注が被疑薬と考えられたため，治療当初使用されていたことに加え，「がん患者の呼吸器症状の緩和に関するガイドライン」の推奨にも従い，オキファスト®への変更を提案した。

ここで腎機能について確認したい。モルヒネの代謝産物モルヒネ-3-グルクロニド（M-3-G）とモルヒネ-6-グルクロニド（M-6-G）は腎臓から排泄されるため，腎機能低下時に蓄積する可能性がある（Lesson 3，p.49を参照）。本症例では，Cockcroft&Gault式によるCcrは92mL/分，$eGFR_{creat}$は122.3mL/分/1.73m²である。しかし，薬物投与にeGFRを用いる際は体表面積補正を外す必要があり，補正を外すと$eGFR_{creat}$＝101.5mL/分となる。本症例は腎機能低下に陥っていなかったが，モルヒネ投与中にせん妄を発症した場合は腎機能の確認を怠らないようにしたい。

🍃 せん妄の治療と予防のポイント

予防・治療は大きく非薬物療法と薬物療法に分かれる。非薬物療法としては，環境調整や支持的介入（患者・家族への教育，支援）があり，薬物療法では抗精神病薬が主軸となる。

1. 薬物療法：治療

抗精神病薬のうちせん妄に保険適用があるのはチアプリドのみであるが，2011年にクエチアピン，ハロペリドール，ペロスピロンが「器質性疾患に伴うせん妄，精神運動興奮状態，易怒性」，リスペリドンが前者に加え「パーキンソン病に伴う幻覚」を対象として，処方が審査上認められた（厚生労働省保健局課長通達，保医発0928第1号，平成23年9月28日）。臨床でもこれらの薬剤がよく使われている。

せん妄に用いられる抗精神病薬を**表4**に示す。クエチアピンは不眠や興奮が著しいせん妄に対して有効性が高いとされているが[2]，糖尿病患者には禁忌である。液剤のあるリスペリドンや口腔内崩壊錠があるオランザピンは服用させやすいことが利点だが，クエチアピンやペロスピロンと違って血中濃度半減期が長いため，睡眠・覚醒サイクルの障害にならないよう注意が必要である。また，オランザピンも糖尿病患者に禁忌である。一方，経口投与が困難な患者ではハロペリドール注などが用いられることが多い。抗精神病薬の処方例を**表5**に示す。

144

Lesson10　せん妄に対応する

表4　せん妄に用いられる抗精神病薬の特徴

薬剤名	主な商品名	最高血中濃度到達時間 Tmax（時）	血中消失半減期 $T_{1/2}$（時）	薬物代謝酵素
ハロペリドール（経口投与）	セレネース	2〜6	25	CYP3A4 CYP2D6
ハロペリドール（皮下注射）		10〜20分		
クロルプロマジン（経口投与）	コントミン	2〜4	30	CYP2D6
リスペリドン錠	リスパダール	1.13	4（主代謝物*：24）	CYP2D6 （CYP3A4）
リスペリドン内用液		0.81	3.5（主代謝物*：24）	
オランザピン錠	ジプレキサ	5〜8	30	CYP1A2 CYP2D6
オランザピン口腔内崩壊錠				
クエチアピン錠	セロクエル	1〜1.5	3	CYP3A4
アセナピン舌下錠	シクレスト	1	17	CYP1A2 CYP2D6
ペロスピロン錠	ルーラン	1.4	2.3	CYP3A4
アリピプラゾール錠	エビリファイ	3.5	60	CYP3A4 CYP2D6
アリピプラゾール内用液		2.6		
ブロナンセリン錠	ロナセン	1.5	10	CYP3A4
クロザピン錠	クロザリル	2	12	CYP1A2 CYP3A4

＊：主代謝物である9-ヒドロリスペリドンはリスペリドン未変化体と同程度の活性をもつ。

〔Robert Twycross, et al：Palliative Care Formulary, 5th edition. palliativedrugs. com, 2014/
各添付文書, インタビューフォームをもとに作成〕

2.　薬物療法：予防

　不眠はせん妄の促進因子であるため，不眠に対応することがせん妄予防にもつながる。しかし，ベンゾジアゼピン受容体作動薬は意識水準を低下させ，せん妄の原因となりうるので注意する。「睡眠薬の適正使用・休薬ガイドライン」では，せん妄患者における不眠症の薬物治療について以下のように述べている[3]。
・抗精神病薬や鎮静系抗うつ薬を柱とし，効果が不十分な場合のみ睡眠薬を補助的に使用する
・ベンゾジアゼピン系睡眠薬を単剤で使用することは積極的には推奨されない

　近年では，メラトニン受容体作動薬ラメルテオン（ロゼレム®）のせん妄予防効果を検討した国内の報告[4]で，せん妄出現率がプラセボ群に比べて有意に低かった結果が示されており，有用である可能性がある。

3.　非薬物療法によるアプローチ

　せん妄はさまざまな要因によって起こるため，チーム医療で原因を検索し対応する姿勢が欠かせない。英国のNICE（The National Institute for Health and Clinical Excellence）のガイドラインが推奨している多職種チームの介入を表6に示す。この他にも，「がん患者におけるせん妄ガイドライン」では，慣れ親しんだ写真を飾ったり患者が普段から使っている日用品をそばに置いたりす

表5 せん妄に用いられる抗精神病薬の処方例

薬剤名	内服開始量[維持量]	処方例	備考
ハロペリドール	0.5～2mg	ハロペリドール錠（セレネース®） 1.5mg 分1 就寝前 ハロペリドール注（セレネース®）1A （5mg）＋生食50mL，1日1回 就寝前 点滴静注30分～1時間	錐体外路症状に注意
クロルプロマジン	12.5～50mg [12.5～50mg]	クロルプロマジン注（コントミン®）1A （10mg）＋生食100mL， 1日1回 就寝前 点滴静注1時間以上	血圧変動に注意 抗コリン作用によるせん妄症状の増悪に注意
リスペリドン	0.25～2mg [0.5～4mg]	リスペリドン内用液（リスパダール®） 1mg（1mL）分1 就寝前	腎機能障害時は減量を考慮する（活性代謝物が腎排泄）
ブロナンセリン	4～8mg [8～16mg]	ブロナンセリン錠（ロナセン®）4mg 分1 夕食後	作用時間が長い 傾眠作用が少ない
ペロスピロン	4～8mg	ペロスピロン（ルーラン®）錠4mg 1回1錠 1日1回 夕食後	作用時間が長い 傾眠作用が少ない
オランザピン	2.5～5mg [2.5～20mg]	オランザピン錠（ジプレキサ®）2.5mg 分1 就寝前	口腔内崩壊錠があり，嚥下困難時での投与も可能 （難治性嘔吐にも有効であるとの報告あり） 糖尿病に禁忌
クエチアピン	25～100mg [12.5～200mg]	クエチアピン錠（セロクエル®）25mg 分1 就寝前	鎮静作用が強い 半減期が短い 糖尿病に禁忌
アリピプラゾール	5～30mg [5～30mg]	アリピプラゾール錠（エビリファイ®） 6mg 分1 夕	鎮静作用は弱い 低活動型せん妄を中心に使われる アカシジアに注意

〔小川朝生，他・編：精神腫瘍学クイックリファレンス．創造出版，2009／各添付文書，インタビューフォームをもとに作成〕

表6 チームによるせん妄への介入

認知機能障害	適切な照明とわかりやすい標識 見当識を促す（話しかけや時計・カレンダーの設置）
脱水・便秘	飲水励行，脱水補正，排便の確認，排便コントロール
低酸素	低酸素の評価と酸素投与
感染	感染徴候の検索と治療，感染対策，ルート類の使用の最小化
安静	動くよう促す（早期離床，歩行器の使用）
痛み	痛みの評価 適切な痛みのマネジメント
多剤併用	薬剤に関する多角的なアセスメント
栄養障害	適切な栄養管理
感覚遮断	治療可能な感覚障害の改善 視覚・聴覚補助器具の使用
睡眠障害	睡眠時間中のケアや処置を極力避ける 睡眠の妨げになる配薬スケジュールの見直し 騒音の低減

〔National Institute for Health and Clinical Excellence：NICE guidelines（CG103）Delirium: prevention, diagnosis and management. 2010 より〕

Lesson10 せん妄に対応する

ることや，ナースコールを手に届きやすい場所に置く一方，ルートやカテーテル類は必要最小限とすること，さらにハサミなどの危険な物も遠ざけておくことなどを紹介している[2]。

症例2 ステロイド投与後に不眠。夜に落ち着きがなくなってきた…

● 80歳男性，身長163cm，体重53kg，肺がん Stage IV

2nd line化学療法後の経過観察中に全身倦怠感（NRS 5）が出現し個室に入院。倦怠感に対しデキサメタゾン錠（デカドロン®）4mg 1回1錠 1日1回 朝食後が開始された。3日後より不眠の訴えがあり，夜間は落ち着きなくソワソワする様子がみられた。「全然眠れない！」との訴えが多くなり，当直医よりゾルピデム錠（マイスリー®）5mg 1回1錠 就寝前が処方されたが，翌日も不眠は改善せず，夜間，急に「家に帰る！」と大声を出し，興奮状態で看護師の静止も振り切り，荷物をまとめるといった行動がみられた。

検査結果

Na	136mEq/L	空腹時血糖	95mg/dL
Scr	0.62mg/dL	eGFR$_{creat}$	93.1mL/分/1.73m^2

> 🖉 この患者さんの症状についてアセスメントしてください。
>
> 🖉 どのような処方提案をしますか？

🔍 この症例の結果

注意障害・意識障害，精神運動興奮，感情の変動，睡眠・覚醒リズムの障害がみられ，これらが急性の発症かつ日内変動が認められたことなどから，過活動型せん妄が疑われた。デカドロン®とマイスリー®が被疑薬として考えられたため，両剤の中止と，興奮症状が強く続くときはクエチアピン錠（セロクエル®）25mgの処方開始を提案した。

中止2日目：夜間の興奮行動は少なくなり，入眠がみられた。

中止3日目：夜間の落ち着きも戻った。

倦怠感については経過とともに症状軽減がみられた。

💡 ポイント

薬剤はせん妄の直接因子となる。進行がん患者では症状緩和に対する薬剤以外にも複数の薬剤が投与されていることが多く，薬剤性せん妄を来しやすい。進行がん患者のせん妄の原因と，せん妄の原因薬剤を表7〜8に示す。本症例では被疑薬の中止とともに，抗精神病薬の頓用使用から開始した。ステロイドを長期間投与されている場合には漸減・

147

中止も考慮する必要がある。

薬剤などの直接因子の検索と同時に，準備因子，促進因子の検索も欠かせない。本症例では準備因子として80歳という高齢があげられ，脳器質疾患や脳転移は要鑑別であった。促進因子としては個室環境に加えて倦怠感，不眠といった不快な症状があげられた。そのため非薬物療法として，環境調整も並行して行うよう提案。眼鏡や補聴器を用いる説明を行うなど教育時の工夫も必要であり，医師・看護師と協働で実施した。

表7 進行がん患者におけるせん妄の原因（頻度順）

原因	可逆性
オピオイド	高い
脱水	高い
代謝異常	低い
低酸素脳症（呼吸器感染症）	低い
その他の感染症	低い
薬剤（オピオイド以外）	高い
血液学的異常	―
頭蓋内病変	―
低酸素脳症（肺がん，転移性肺がん）	低い
アルコールなどの離脱	―

対象：緩和ケア病棟入院後，せん妄が出現したがん患者71名
結果：終末期せん妄は88％に生じ，せん妄エピソードの49％が回復可能であった

〔Lawlor PG, et al：Arch Intern Med, 160：786-794, 2000より〕

表8 せん妄の原因となる主な薬剤

分類	薬剤
オピオイド	モルヒネ，オキシコドン，フェンタニル，タペンタドール，メサペイン，トラマドールなど
抗パーキンソン病薬	レボドパ製剤，ドパミン拮抗薬，アマンタジンなど
H_2受容体拮抗薬	シメチジン，ファモチジンなど
副腎皮質ステロイド	プレドニゾロン，ベタメタゾン，ヒドロコルチゾンなど
抗ウイルス薬	アシクロビル，インターフェロンなど
循環器病用薬	ジギタリス製剤，β遮断薬，リドカイン，メキシレチンなど
抗てんかん薬	フェノバルビタール，フェニトインなど
向精神薬	三環系抗うつ薬，SSRI，SNRI，NaSSA，ベンゾジアゼピン系睡眠薬・抗不安薬，炭酸リチウムなど
その他	プレガバリン，テオフィリン，NSAIDs，抗がん薬など

〔和田　健：せん妄の臨床：リアルワールド・プラクティス. 新興医学出版社, 2012/
Gaudreau JD, et al：Psychosomatics, 46：302-316, 2005より〕

　　　　　　　　　　　　　　　　　　　　　🖊 Lesson10　せん妄に対応する

症例3　オピオイド使用中の若年患者。疼痛はコントロールされていたが…

○ 40歳女性，乳がん，身長163cm，体重45kg

症状緩和として，骨転移に伴う背部痛に対しオキシコドン徐放錠（オキシコンチン®TR）60mg/日，レスキューとしてオキシコドン散（オキノーム®）10mg 1回1包を1日1〜2回服用で疼痛コントロール良好のまま経過していた。最近，日中ボーッとする様子がみられるようになり，食欲不振と悪心も認められるようになった。昨日，夜間に興奮した様子が出現したことから，今朝，病態評価のため緊急採血が実施された。

この時点での内服薬

オキシコドン徐放錠（オキシコンチン®TR）　　20mg錠1回1錠，10mg錠1回1錠
　　　　　　　　　　　　　　　　　　　　　　　1日2回　12時間ごと
オキシコドン散（オキノーム®）10mg　　　　1回1包　1日1〜2回
アセトアミノフェン錠（カロナール®）200mg 1回2錠　1日4回　毎食後・就寝前
ナルデメジン錠（スインプロイク®）0.2mg　　1回1錠　1日1回　就寝前

検査結果

WBC	3,500/μL	Neut	2,700/μL	Plt	$12.5 \times 10^4/\mu L$	Hb	12.5g/dL
Alb	2.0g/dL	Na	136mEq /L	Ca	11.8mg/dL	Scr	1.5mg/dL
eGFR$_{creat}$	31.9mL/分/1.73m^2						

> 🖊 この患者さんの症状についてアセスメントしてください。
>
> ....
>
> ....
>
> 🖊 どのような処方提案をしますか？
>
> ....
>
> ....
>
> ....

🔍 この症例の結果

検査結果から，補正Ca濃度13.8mg/dLと高Ca血症であることが判明。若年，かつ疼痛コントロール良好であり，せん妄の準備因子と促進因子は特に見当たらなかったが，高Ca血症が原因と考えられたため，ゾレドロン酸注（ゾメタ®）4mgを提案した。投与の結果，5日後の採血ではCa濃度は正常値に回復し，症状は改善された。

💡 ポイント

高Ca血症などの電解質異常は，がん患者ではしばしば可逆性のせん妄の直接因子となる（表1）。せん妄，悪心，食欲不振は高Ca血症の代表的な臨床症状であるが，類似した症状を呈する低Na血症を除外するとともに，オピオイドなどの薬剤性，感染や脳転移につ

149

いても可能性を検索して鑑別することが重要である。

ゾメタ®4mg点滴投与により，血中Ca濃度は数日で正常化し，臨床症状も軽減することが多い。ゾメタ®は腎機能に応じて投与量を調節する必要のある薬剤だが，高Ca血症に用いる場合は4mg/回のまま減量せず投与することに注意したい。本症例のeGFRは，体表面積補正を外すと26.8mL/分となり注意が必要である。

なお，高Ca血症の詳細，特に補正Ca濃度の求め方についてはLesson 12, p.175を参照のこと。

症例4　骨転移痛に対してオピオイド使用中。肺炎が疑われた症例

● 55歳男性，身長175cm，体重60kg，肝がん，骨転移あり，脳転移なし

腰椎転移に対して緩和的放射線治療を行い経過観察中であった。また，腎機能低下を踏まえ，フェンタニル貼付剤（フェントス®）1mg 1回1枚 24時間ごととアセトアミノフェン錠（カロナール®）1回400mg 1日3回で疼痛コントロールされていたが，安静時の骨痛の増強があり，カロナール®1回600mg 1日3回に増量された。増量後4日目の夜間より，「痛い！」との訴えと，「会社に遅れる！」，「天井に何かいる！」など，つじつまの合わない言動がみられた。38.5℃の発熱もあり，CRP上昇，胸部X線写真などより細菌性肺炎が疑われた。今後の疼痛コントロールと上記の症状への対応について緩和ケアチームに対診依頼があった。

検査結果

Na	134mEq/L	Ca	8.7mg/dL（補正値9.1mg/dL）		
CRP	6.39mg/dL	Alb	3.6g/dL	Scr	1.45mg/dL
eGFR$_{creat}$	40.9mL/分/1.73m^2				

> ✎ この患者さんの症状についてアセスメントしてください。
>
> ....
>
> ....
>
> ✎ どのような処方提案をしますか？
>
> ....
>
> ....

🔍 この症例の結果

脳転移はなく，オピオイドの変更・増量もなかったことを確認。注意の障害，急性の発症，感染症という身体的要因などから過活動型せん妄が疑われた。肺炎に対してセフトリアキソン点滴静注（ロセフィン®）1回1g 1日2回の投与，痛みと発熱に対してカロ

ナール®1回800mg 1日3回への増量，せん妄症状に対してリスペリドン内用液（リスパダール®）1mg/回の頓用を提案。4日後には解熱し，胸部X線写真と採血結果から改善が認められ，せん妄症状も軽快した。並行して，適切な照明や時計・カレンダーの設置，ルート類の整理などの環境調整，支持的介入もチームで行った。

> **ポイント**
>
> 感染症はせん妄の直接因子である（**表1**）。感染症によるせん妄であれば感染症治療によりせん妄は改善すると考えられるが，本症例では腎機能が低下しているため抗菌薬の選択や用法・用量には注意が必要である。
> 体温上昇によるフェンタニル貼付剤の薬剤吸収量増加に関連したせん妄発症の可能性は否定的だったが，同剤の使用に関しては，こたつで加温されたためと考えられる呼吸抑制の症例が国内で報告されており[5]，海外でも貼付部位に熱源が接触し呼吸抑制が生じた症例が報告されている[6], [7]。40℃以上の発熱がある患者や，貼付部と熱源（電気パッド，電気毛布，カイロ，集中的な日光浴，サウナ，湯たんぽ，こたつなど）との接触，高温・長時間の入浴により，体内へのフェンタニル吸収量が増大して過量投与となるおそれがあるため，患者・家族とともに医師や看護師へのアドバイスが重要である。

抗精神病薬による錐体外路症状に注意しよう

1. アカシジアの特徴

錐体外路症状のうち，アカシジアは静座不能（下肢がムズムズしてじっとしていられなくなる）の症状を呈し，ドパミンD_2受容体拮抗作用をもつ抗精神病薬により出現する場合がある。強い不安・焦燥感や内的不隠を伴う下肢の不随意運動が特徴的である。発症は急激で，日内変動はなく，意識は清明，注意力や見当識障害は認めない。以下は研究用の診断基準だが，少なくとも1つが観察される場合にアカシジアとされている[8]。

> 1. 足のそわそわとした，または揺らす動き
> 2. 立っているときに，片足ずつ交互にして身体を揺らす
> 3. 落ち着きのなさを和らげるために歩きまわる
> 4. 少なくとも数分間，じっと座っていること，または立っていることができない

2. 非定型抗精神病薬でも起こりうる

アカシジアはさまざまな薬剤により引き起こされるが（**表9**），特に抗精神病薬が知られている。抗精神病薬の臨床効果と副作用は，各薬剤の受容体親和性や占拠時間により差が生じるため，各々の抗精神病薬がもつ各受容体への親和性を理解することは薬剤選択のうえでも重要である（**表10**）。前述のように，錐体外路症状の発現にはドパミンD_2受容体が関与しているとされる。

定型抗精神病薬によるアカシジアの発生頻度は20～40％と報告されている[9]。また，国内での

表9 アカシジアを引き起こす可能性のある薬剤

抗精神病薬	【フェノチアジン系】プロクロルペラジン，クロルプロマジン，ペルフェナジン，クロルプロマジン・プロメタジン配合剤など 【ブチロフェノン系】ハロペリドール，ブロムペリドール，チミペロンなど 【ベンザミド系】スルピリド，スルトプリド，ネモナプリド，チアプリドなど 【非定型抗精神病薬】リスペリドン，オランザピン，クエチアピン，ペロスピロン，アリピプラゾール，ブロナンセリン
抗うつ薬	【三環系】アミトリプリチン，アモキサピン，イミプラミン，クロミプラミンなど 【四環系】マプロチリン，ミアンセリンなど 【その他】スルピリド，トラゾドンなど 【SSRI】フルボキサミン，パロキセチン，セルトラリン 【SNRI】ミルナシプラン
抗痙攣薬・気分安定薬	バルプロ酸ナトリウム
抗不安薬	タンドスピロン
認知症治療薬	ドネペジル
消化性潰瘍治療薬	ラニチジン，ファモチジン，スルピリド
消化器治療薬	ドンペリドン，メトクロプラミド，イトプリド，オンダンセトロン，モサプリド
抗アレルギー薬	オキサトミド
血圧降下薬	マニジピン，ジルチアゼム，レセルピン，メチルドパ
抗がん薬	イホスファミド，カペシタビン，テガフール，フルオロウラシル
その他	ドロペリドール，フェンタニル，インターフェロンなど

〔厚生労働省：重篤副作用疾患別対応マニュアル：アカシジア．p13, 2010 より〕

表10 抗精神病薬の受容体親和性

	薬剤名	D_2	5-HT$_{2A}$	5-HT$_{2C}$	5-HT$_3$	H_1	α_1	α_2	ACH$_M$
フェノチアジン系	クロルプロマジン	+++	+++	++	−	+++	+++	(+)	++
	ペルフェナジン	+++	+++	+	N.D.	+++	++	(+)	−
	プロクロルペラジン	+++	++	+	−	++	++	−	+
ブチロフェノン系	ハロペリドール	+++	+	−	−	−	++	−	−
SDA	リスペリドン	+++	+++	++	−	++	+	+++	−
	ペロスピロン	+++	+++	++	N.D.	+++	+	++	−
MARTA	オランザピン	++	+++	+	+	+	++	+	++
	クエチアピン	+	+	(+)	−	++	+	++	+
DSA	ブロナンセリン	+++	++	++	N.D.	−	+	++	−
DSS	アリピプラゾール	+++*	+++	+++	N.D.	−	+++	++	−
その他	クロザピン	+	+++	++	+	+++	+	+	+++

＊部分作動，N.D.：データなし
SDA：serotonin dopamine antagonist，MARTA：multi-acting receptor-targeted antipsychotics（多元受容体標的化抗精神病薬），DSA：dopamine serotonin antagonist，DSS：dopamine system stabilizer

〔Robert Twycross, et al：Palliative Care Formulary, 5th edition. palliativedrugs.com, 2014／
日本病院薬剤師会・監：精神科薬物療法の管理．南山堂，p76, 2011 をもとに作成〕

> Lesson10　せん妄に対応する

非定型抗精神病薬によるアカシジア出現率は，リスペリドンが22.9％，ペロスピロンが40％，クエチアピンが5.2％，オランザピンが17.6％であった[10]。非定型抗精神病薬が多く使用されるようになり重症例に遭遇する機会は減っているが，アカシジアの発現頻度は減少しておらず，十分な確認が必要である。

　薬剤師としては，抗精神病薬，または抗ドパミン作用をもつ制吐薬が最近開始・増量されていないか，あるいは長期投与されていないかを評価し，症状が現れている場合は中止や変更（制吐薬なら抗ヒスタミン薬に切り替えるなど）を検討するようにする。

　また，抗精神病薬による錐体外路症状を評価するスケール「DIEPSS」（drug-induced extrapyramidal symptoms scale）を活用することで早期発見に努めることも大切である。DIEPSSは，歩行，動作緩慢，流涎，筋強剛，振戦，アカシジア，ジストニア，ジスキネジアの個別症状8項目と，概括重症度1項目からなり，各項目を5段階で評価する。

▌ 症例5　疼痛コントロールは良好。だが次第に落ち着かない様子が出現

● 70歳男性，身長163cm，体重55kg，大腸がん術後，肝転移，Performance Status 1
肝転移による右季肋部痛（内臓痛）に対してロキソプロフェンを服用中であったが，持続的な痛みの増強（NRS 6）があり，外来受診時にオピオイドが導入された。

この時点での内服薬

薬剤			
ロキソプロフェン錠（ロキソニン®）60mg	1回1錠	1日3回	毎食後
ランソプラゾールOD錠（タケプロン®）15mg	1回1錠	1日1回	朝食後
オキシコドン徐放錠（オキシコンチン®TR）5mg	1回1錠	1日2回	12時間ごと
オキシコドン散（オキノーム®）2.5mg	1回1包	疼痛時	
プロクロルペラジン（ノバミン®）5mg	1回1錠	1日3回	毎食後（悪心対策）
酸化マグネシウム錠（マグミット®）330mg	1回1錠	1日3回	毎食後（便秘対策）

その後の経過でオキシコンチン®TRは20mg/日へ増量されたが，それ以降レスキューのオキノーム®は0～1回/日で経過した。副作用もみられず疼痛コントロール良好であったが，以下の情報が寄せられた。

外来受診時の家族
「新しい痛み止め（オピオイド）が始まって1カ月が経過した頃から，テレビを観ながら椅子から頻回に立ち上がったり座ったりしている」，「家の中をよくウロウロしている」。見当識障害はみられない。

外来看護師
「外来待ち時間にも廊下を頻回に往復している姿がみられた」

検査結果

Na	135mEq/L	Ca	8.8mg/dL （補正値9.1mg/dL）	CRP	0.3mg/dL以下
Alb	4.1g/dL	Scr	0.72mg/dL	eGFR$_{creat}$	82.1mL/分/1.73m²

> 🖊 この患者さんの症状についてアセスメントしてください。
>
> ....
>
> 🖊 どのような処方提案をしますか？
>
> ....

🔍 この症例の結果

見当識障害はなく，急性発症でもないこと，日内変動も特にみられないなどから，せん妄の可能性は低く，アカシジアが疑われた。現時点では悪心の訴えもないことから，ノバミン®の中止を提案した。

14日後の外来受診時の患者「以前はソワソワした感じがあり，じっとしているのがつらかったですが，いまはそのような症状は感じません」

外来受診時の家族「最近は自宅で落ち着いて新聞を読んだりテレビを観たりして過ごしています」。引き続き悪心の訴えもなく，アカシジア症状も軽快していると判断された。

💡 ポイント

錐体外路症状を疑った場合でも，せん妄や認知症との鑑別を行うとともに，本症例と似たような症状を呈するむずむず脚症候群や遅発性ジスキネジア（口を絶えずもぐもぐ動かすなど）の可能性も念頭に置きたい。鑑別のうえで錐体外路症状を引き起こす薬剤が投与されていないかどうかの確認は重要である。

抗精神病薬が投与されている場合，その必要性や妥当性を評価することが重要である。本症例ではフェノチアジン系抗精神病薬のノバミン®が被疑薬と考えられたが，患者に聞いたところ悪心はないとのことだったので，中止を提案した。

📚 引用文献

1）Lawlor PG, et al : Occurrence, causes, and outcome of delirium in patients with advanced cancer: a prospective study. Arch Intern Med, 160 : 786-794, 2000
2）日本サイコオンコロジー学会，他・編：がん患者におけるせん妄ガイドライン 2019年版. 金原出版，2019
3）三島和夫・編：Q18 せん妄治療における睡眠薬の用い方について教えてください. 睡眠薬の適正使用・休薬ガイドライン, じほう, p102, 2014
4）Hatta K, et al : Preventive effects of ramelteon on delirium: a randomized placebo-controlled trial. JAMA Psychiatry, 71 : 397-403, 2014
5）清水文崇，他：フェンタニル中毒後に遅発性脳症を呈した84歳女性例. 臨床神経学, 47 : 222-225, 2007

6) Rose, PG, et al : Fentanyl transdermal system overdose secondary to cutaneous hyperthermia. Anesth Analg, 77 : 390-391, 1993
7) Frölich MA, et al : Opioid overdose in a patient using a fentanyl patch during treatment with a warming blanket. Anesth Analg, 93 : 647-648, 2001
8) American Psychiatric Association : DSM-Ⅳ-TR 精神疾患の診断・統計マニュアル新訂版. 医学書院, 2004
9) Holloman LC, et al : Management of acute extrapyramidal effects induced by antipsychotic drugs. Am J Health Syst Pharm 54 : 2461-2477, 1997
10) 原田俊樹：続発性パーキンソン症候群と薬剤性錐体外路症候群. 精神科治療学, 20（増）: 312-315, 2005

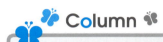

評価が難しい低活動型せん妄

　低活動型せん妄は，活動性が低下したり気力が低下したりすることから，抑うつ状態やうつ病，さらに認知症と誤解されやすい面があります。低活動型せん妄は脳機能不全により認知機能障害が起こるもので，対してうつ病は心理的負担により誘発されますが，覚醒レベルは正常なことが多く，反応は遅いものの注意障害もなく，見当識障害もみられないのが特徴です。また，認知症は緩やかに発症し，症状の日内変動が少ないのに対して，せん妄は急性発症，かつ夕方や夜間に発症しやすいという違いがあります（**表11〜12**）。

　さらに，薬剤による過鎮静も低活動型せん妄による傾眠と混同されることがあり，評価が困難ですが，このようなときは薬剤の用量や体内動態の変化を確認しましょう。

　せん妄の予防・治療は薬剤師の力を十分に活かすことができ，患者・家族，医師・看護師からも大変感謝される，やりがいのある分野です。ぜひ怖がらずにせん妄の患者さんを担当してください。

表11　せん妄と認知症の鑑別

項目	せん妄	認知症
発症様式	急性	緩徐
初発症状	錯覚，幻覚，妄想，興奮	記憶力低下
日内変動	夜間に悪化	なし
期間	数日〜数週間	永続的
主な精神症状	意識障害	短期記憶障害
身体疾患	合併していることが多い	時にある
薬剤の影響	しばしばある	なし
環境要因	関与する場合が多い	なし
治療による可逆性	一般的に可逆性	なし

〔上村恵一：認知症・せん妄・うつ病の違いを知ろう；症状の違い. 看護技術, 59（4月増刊）: 445-458, 2013／八田耕太郎, 他・編：病棟・ICUで出会うせん妄の診かた. 中外医学社, p7, 2012をもとに作成〕

表12　低活動型せん妄とうつ病

	低活動型せん妄	うつ病
原因	身体疾患に伴う脳機能不全	心理的負担と脳の脆弱性
発症様式	急性〜亜急性	緩徐
日内変動	夜間に増悪	午前中に症状が悪い
睡眠・覚醒レベル	覚醒レベルは低下 日中も傾眠傾向であることが多い	覚醒レベルは正常 早朝覚醒，夜間入眠困難がある
認知機能（見当識・記憶）	障害あり	正常なことが多く，障害があっても軽度
知覚障害	幻覚，なかでも幻視がみられることが多い	正常なことが多い

〔松島英介：臨床精神医学，33：533-539，2004／岡島美朗：精神科治療学，22：985-990，2007／
小川朝生：自信がもてる！せん妄診療はじめの一歩．p36，羊土社，2014をもとに作成〕

● memo ●

Lesson 11　不安・抑うつに対応する

これだけは押さえておこう

- 不安・抑うつ患者の訴えを傾聴し，相手を理解したいという態度で接する。同時に適切な情報提供を行い，知識不足や誤解のために生じる問題を減らす。
- 不安を誘発させる薬剤がある一方，薬剤の減量・中止により離脱症候が生じて不安を引き起こす場合もある。
- がん患者ではスピリチュアルペインが抑うつと関連することも多く，抗うつ薬の効果を期待しにくいが，薬物治療の効果が期待できる抑うつも隠れているので見逃さない。
- ほとんどの抗うつ薬は最大効果の発現に2週間以上かかるため，患者の生命予後を踏まえたうえで抗うつ薬投与のメリット・デメリットを検討する。

Key word

不安，抑うつ，呼吸困難，不眠，抗不安薬，抗うつ薬

はじめに

　がん患者の多くは不安や抑うつを抱えているが，そのすべてが薬物療法を必要としているとは限らない。周囲の理解的態度やコミュニケーション，また身体症状の緩和などによって，不安や抑うつが軽減することもある。しかし，不安や抑うつが持続して日常生活に支障を来すような場合には，薬物療法が有用となる。抗不安薬・抗うつ薬の薬理学的分類，体内動態などの特性，投与時期などを理解して比較し，適切な薬剤を選択することが重要である。

不安の概念

　恐怖とは明らかな対象物に対する恐れであるのに対して，不安は明確な対象物がない恐れである。また不安は，危険にさらされ，自己の存在が脅かされるときに起こる情動とされる。不安と恐怖は混在している場合が多く，これらが持続したり反復したりすると日常生活に支障を来し，薬物療法の対象となることがある。

Lesson11　不安・抑うつに対応する

❀ 不安によって現れる症状

1. 精神症状

　精神症状としては，心配，緊張感，易疲労性，焦燥，苦悶，興奮，不穏，離人感，睡眠障害（入眠困難，中途覚醒）などがみられる。また，患者の訴えとしては，「いらいらする」，「何となく落ち着かない」，「リラックスできない」，「何となく恐ろしい」，「じっとしていられない」，「一人でいるのが恐ろしい」，「誰かが一緒でないといられない」などがある。

2. 身体症状

　動悸，心悸亢進，頻脈，過換気，呼吸困難，悪心，腹痛などがみられる。

❀ 不安を引き起こす原因

1. 薬剤性によるもの

　以下は，不安を誘発させる可能性のある薬剤である。これらの薬剤を投与中の場合は，減量や中止を含めて検討する。
①治療に用いられる薬剤：メチルフェニデート，交感神経刺激薬，副腎皮質ステロイド，経口避妊薬など
②乱用薬物：大麻，アルコール（飲酒），カフェインなど
　また，薬剤の中止や減量により不安が誘発される場合もある。以下に記載する薬剤の離脱症候[*1]が疑われる場合は，短時間作用型の薬剤を少量投与して，症状が軽減するかどうか確認する。離脱症候は投与量が多いほど，投与期間が長いほどそのリスクが上昇する。
①治療に用いられる薬剤：オピオイド，ベンゾジアゼピン系薬，抗うつ薬，抗てんかん薬など
②乱用薬物：アルコール（飲酒）など

2. 薬剤以外の原因

　薬剤以外の原因としては，がんに関連した不安（がんの告知，再発，積極的治療の終了など），死への恐怖，患者の性格・傾向，精神疾患の既往，人間関係，不眠などがある。

❀ 不安への対応のポイント

1. ケアの基本

　不安のある患者への精神的支援の出発点は，理解的態度とコミュニケーションである。患者の訴えを傾聴し，感情に焦点を当てながら感情の表出を促し，理解的態度で接する。適切な情報提供が重要であり，不安による苦痛の緩和を実現可能な範囲内で保証し，適切な情報提供を行い，知識不足や誤解のために生じる問題や不適切な行動を減らす。

[*1] 薬剤の突然の休薬による身体症状。離脱症候群，あるいは退薬症状ともいう。オピオイドの場合，下痢，鼻漏，発汗，身震いを含む自律神経症状と，中枢神経症状が起こる。

表1　主なベンゾジアゼピン系抗不安薬の体内動態

力価	一般名	商品名・規格*	Tmax（時間）	$T_{1/2}$（時間）	主な代謝酵素など
低	クロチアゼパム	リーゼ 5mg，10mg	0.78±0.31	6.29±2.27	CYP （分子種の記載なし）
中	ブロマゼパム	レキソタン 1mg，2mg，5mg	1.5 6mg投与時	20 6mg投与時	CYP （分子種の記載なし）
中	ジアゼパム	セルシン 2mg，5mg，10mg	1.0±0.4	57.1±8.5	CYP2C19 CYP3A4
高	エチゾラム	デパス 0.25mg，0.5mg，1mg	3.3±0.3 2mg投与時	6.3±0.8 2mg投与時	CYP2C9 CYP3A4
高	ロラゼパム	ワイパックス 0.5mg，1mg	2	12	グルクロン酸抱合
高	アルプラゾラム	ソラナックス コンスタン 0.4mg，0.8mg	2.1	14	CYP3A
高	ロフラゼプ酸エチル	メイラックス 1mg，2mg	0.8±0.3	122±58.0	CYP3A4
高	クロナゼパム	ランドセン リボトリール 0.5mg，1mg，2mg	2	27	CYP （分子種の記載なし）

＊：複数規格ある場合は，下線の投与時のデータとする

2. 抗不安薬による症状の緩和

　不安に対し薬物を投与して解決することは少ない。しかし，抗不安薬を投与することによって症状が緩和されるケースは多くみられる。多くの抗不安薬には抗不安作用，睡眠導入作用，筋弛緩作用，抗痙攣作用がある。

　多くのベンゾジアゼピン系抗不安薬では，ジアゼパム（最も古くからあるため）を基準とした等価換算が示されている。これは前臨床の段階での動物実験のデータに基づいている。薬剤選択においては，その薬剤の力価や作用時間，副作用などを十分検討したうえで投与する。一般的には，高力価で作用時間の短い薬剤ほど効果を実感しやすいが，依存形成のリスクが増大するといわれている（**表1**）。

Lesson11　不安・抑うつに対応する

症例1　腫瘍の増大に伴う尿道閉塞，易出血，悪臭。不安が増している

● 70歳女性，子宮頸がん

腫瘍の増大に伴う尿道閉塞，易出血，悪臭を認める。状態が急速に進行しており，不安が強くなっている。排尿回数が多く，昼夜問わず2時間おきにトイレに行き，努責をかけると出血することから，そのたびに看護師に処置してもらうことを気にしている。不安に対し，以前よりクロチアゼパム錠（リーゼ®）5mgを1回1錠 頓用にて使用していた。

初回面談時の患者「一番気になるのはお手洗いのことです。力むと出血するので，怖くて。便は2日に1回柔らかくして出しています。頻尿で，1.5～2時間間隔でお手洗いに行っています。回数が多くてしんどいし，そのたびに処置していただくのが申し訳なくって……。陰部の腫瘍も大きくなっていて，それが苦痛です。急に悪くなってしまって，もうだめなのかなって思います」。会話中に何度も涙する。

> ✎ この患者さんに対して最初に行う対応をあげてください。
>
> ....
>
> ....
>
> ....

🔍 この症例の結果①

排尿による体力の消耗もあり，心身の負担を緩和する目的で，出血に対して十分な配慮を行ったうえで尿道カテーテルを留置した。

面談後2日目「いままで1～2時間おきにトイレに行っていましたが，昨夜はトイレで起きることなく，朝までよく眠れました。こんなに眠れたのは久しぶりです」。尿道カテーテル留置により心身の負担が軽減し，排尿による睡眠障害も改善した。

💡 ポイント

身体症状による不安の増悪に対しては，安易に薬剤介入を行わず，まずは問題になっている身体症状を緩和する方法をチームで検討することが重要である。尿道カテーテルは患者にとって不快なことが多く，そのメリットとデメリットを十分に検討したうえで，必要に応じて留置を考慮する。留置する際には，十分な説明と導入後のアセスメントが必要である。

面談後7日目「トイレに行こうと思ったら，フラッとして。前より出血も臭いも増しているような気がします」。排便のための歩行時に膝折れあり。腫瘍部からの悪臭および出血があり，不安が増強している。不安時に服用するリーゼ®の使用回数が1日3～4回となっていた。

161

> ✏️ **この患者さんの症状と現在の処方についてアセスメントしてください。**
>
> ....
>
> ....
>
> ....

🔍 この症例の結果②

抗不安作用が強く，筋弛緩作用が弱いロフラゼプ酸エチル錠（メイラックス®）1mgを1回1錠 1日1回 夕食後に内服することとした。また，悪臭に対してはクリンダマイシン注（ダラシン®S）600mgを1日2回点滴静注した。

面談後11日目「前は1日に何度もガーゼを換え，トイレの回数も多くて大変でした。いまは随分ましになりました。少しなら家に帰れるかな？」。メイラックス®の効果ありと判断。眠気や集中力の低下などの副作用もなく，悪臭が消失したことで不安が軽減し，前向きな発言が聞かれるようになった。

💡 ポイント

不安の訴えに対しては，すぐに抗不安薬を投与するのではなく，多職種で不安の原因をアセスメントし，原因の除去が可能であればそれを実施することが重要である。抗不安薬の頓用回数が増えた場合は定期的に服用することも考える。本症例ではリーゼ®の使用回数が増えてきたため，抗不安薬の定時内服が必要と考えられた。メイラックス®はリーゼ®よりも抗不安作用が強力であるが，抗不安薬のなかでは比較的筋弛緩作用が弱い。活性代謝物が持続性であり，半減期は122時間と長く，1日1回の服用で抗不安効果が期待できる。抗不安薬の選択基準としては，力価や作用時間をもとに，副作用や薬物相互作用などにも注意して選ぶ必要がある。なお，抗不安薬の力価などのデータは動物実験での結果であり，実際の臨床においては医師や薬剤師の経験に拠るところが多い。

また，臭気（悪臭）は自壊した腫瘍に嫌気性菌などが感染することによって生じるとされるが，患者の感じる苦痛は医療者が考えるよりも大きい場合がある。本症例では，嫌気性菌に対する効果が期待できるダラシン®Sを使用することで臭気の軽減を図った（終末期において抗菌薬が適応となる数少ない症状である）。

Lesson11　不安・抑うつに対応する

症例2　呼吸困難が強くなるにつれ不安が増強，焦燥感も出現

● 71歳女性，左乳がん，肺転移

乳がんの肺転移による呼吸困難に対し，モルヒネ内服液（オプソ®）の頓用で症状コント
ロールを行っているが，症状が悪化した際には一時的に抑うつと不安が強くなっていた。
不安に対してアルプラゾラム錠（ソラナックス®）を服用していた。呼吸困難時のオプソ®
は眠気のためあまり服用していなかった。

この時点での処方薬

モルヒネ内服液（オプソ®）10mg	1回1包　頓用	
アルプラゾラム錠（ソラナックス®）0.4mg	1回1錠　1日1回　夕食後	
スルピリド錠（ドグマチール®）50mg	1回1錠　1日3回　朝夕食後・就寝前	

初回面談時の患者「苦しいわ。先生から病状の話を聞いていたらしんどくなってきた。ど
うしてかな。私はこれからどうなるのでしょう。苦しいときに飲む薬（オプソ®）は眠くな
るのであまり飲んでないの。居ても立ってもいられないのよ」

> 🖊 **呼吸困難に対する薬物療法を再検討してください。**

🔍 この症例の結果①

オプソ®1回10mgでは眠気が強いため，1回5mgに減量したところ，眠気はなく，呼
吸困難も軽減した。

💡 ポイント

主治医からの病状説明の直後であり，不安から呼吸困難が増強していることが予想され
た。また，呼吸困難が強くなることにより不安・焦燥感がさらに増悪するという負の連
鎖が生じていた。呼吸困難に対する第一選択薬はモルヒネであり，本症例でもモルヒネ
の頓用薬が設定されていたが，眠気のために使用されていなかった。そのため，まずは
モルヒネの投与量を調節した。今回は頓用薬の減量によって対応が可能であったが，減
量により呼吸困難への効果減弱を認める場合やせん妄などを合併している場合には，さら
なる対応が必要となる。

2回目の面談「苦しい感じは薬を飲むと楽になるけど，居ても立ってもいられない感じが
つらいです……」

163

🖊 焦燥感に対する薬物療法を再検討してください。

🔍 この症例の結果②

ドグマチール®による焦燥感を疑い，服用を中止したところ，焦燥感は徐々に軽減した。

💡 ポイント

本症例における不安・焦燥感の増悪は，悪い知らせを聞いたことが原因の一つであるが，一般的には薬剤の長期服用も原因になりうる。薬剤以外の原因除去や対策を行いつつ，中止可能な被疑薬を中止する。ドグマチール®は食欲不振や抑うつに著効することがあるが，全身状態の悪い患者に投与すると，用量依存的に錐体外路症状が発現するため，投与時期と期間，投与量の選択が重要である。

その後，不安の訴えが多くなり，1日1回のソラナックス®では効果の持続が不十分と考え，1日2回 朝夕食後に増量した。

初回面談後7日目「やっぱり，ときどき息は苦しいけれど，ここではゆっくり話も聞いてもらえるし，前よりはしんどくないわよ。息が苦しいときには，言われたとおり我慢せずにモルヒネを飲めばいいしね」。焦燥感がなくなり，不安の訴えも減った。オプソ®を1回5mgに減量したことにより眠気の副作用が消失し，適切なタイミングでのモルヒネ使用が可能となっている。

初回面談後18日目「今日は眠れるかな…。昨日は苦しくて眠れなかったのよ。苦しいのはつらいし恐い。これからどんどん苦しくなっていくのかな」

🖊 呼吸困難の増悪に対する薬物療法を提案してください。

🔍 この症例の結果③

ソラナックス®を増量後，一時的に不安の訴えは軽減したが，呼吸困難は徐々に増悪した。呼吸困難により眠れないことが苦痛の原因となっていることと，頓用薬は本人が使用しないため，ヒドロモルフォン徐放錠（ナルサス®，24時間製剤）4mgを就寝前に定期服用とした。

初回面談後30日目「息が苦しいのはあるけど大丈夫よ，薬もあるし。夜も眠れるように

164

Lesson11 不安・抑うつに対応する

なってきたし，眠れないときは無理に寝ようとしなくてもいいの」。呼吸困難の増悪に対して，ナルサス®を定期服用することで症状が緩和し，夜間の睡眠が確保できた。

💡ポイント

呼吸困難と不安は密接に関係している。身体症状である呼吸困難が不安を増強させる原因となることがある一方で，悪い知らせなどが呼吸困難を増強させる原因になることもあるため，常に身体面および心理面の両方に注意を払いながら状態をアセスメントし，対策を考えることが重要である。

抑うつの概念

抑うつとは，気分の落ち込みや身体的・心理的活動性が低下した状態であり，疾患としてはうつ病や適応障害などに代表される。がん患者の5～15%がうつ病の診断にあてはまるといわれている。主な症状として，抑うつ，興味や喜びの消失などがあげられる。抑うつの症状と原因を表2～3に示す。

抑うつへの対応のポイント

1. ケアの基本

抑うつへの対応の基本は，抑うつをもつ患者を苦痛・苦悩のある人間としてとらえ，適切な関わりをもち続けることである。患者の話を傾聴し，安易な励ましを避け，理解的態度で接する。家族などの協力を得ながら，患者のもつ孤独感や寂しさを共有することが重要である。そして，患者の生きがいや死生観の理解に努めながら，十分なコミュニケーションを図り，信頼関係を築いていく。

2. 抗うつ薬の特徴と注意点

がん患者，特に終末期の患者の抑うつについては，ほとんどの場合が理由のある抑うつ（例えば，がんの告知や再発，治療の断念）であり，また，スピリチュアルペイン（自らの存在や生きがいが

表2 抑うつの症状

精神症状	抑うつ気分，意欲・気力の低下，思考・行動の抑制，自殺念慮，無価値観など
身体症状	全身倦怠感，易疲労感，食欲不振，体重減少，頭痛，めまい，耳鳴り，睡眠障害など

表3 抑うつの原因

薬剤性	インターフェロン製剤，副腎皮質ステロイド，経口避妊薬，カルシウム拮抗薬，β遮断薬，レセルピン，抗ヒスタミン薬など
薬剤性以外	がんへの罹患，がん以外の病気の罹患，仕事や家庭の急激な変化，ストレス，性格など

ゆらぐことによる苦痛)が抑うつと関連していることも多いため，抗うつ薬の効果を期待しにくい。このような場合の対応は前述したとおりであるが，一部には抗うつ薬の効果が期待できる抑うつが隠れており，薬物治療が可能な抑うつを見逃さないことが重要となる。具体的には，身体症状が改善傾向にあるにもかかわらず抑うつや意欲の低下が続く場合や，一般的な反応以上に抑うつや意欲低下が強い場合などがこれにあたる。これらの症状を認める際には抗うつ薬による症状緩和が必要となる。以下に抗うつ薬の特徴を解説するとともに，各々の体内動態について**表4**に示す。

(1)三環系抗うつ薬

最も古典的な抗うつ薬である三環系抗うつ薬は，優れた抗うつ効果や意欲改善効果をもち，下行性疼痛抑制系を賦活させたり，ナトリウムイオンチャネルを遮断することで神経障害性疼痛を改善したりする効果もある。抑うつに対する効果発現には2～4週間かかる。また，口渇や尿閉，便秘などの抗コリン作用に伴う症状や，アドレナリンα_1受容体を遮断するために生じる起立性低血圧，キニジン様作用に伴う心毒性などの副作用が多く，現在は第一選択薬からは外れている。

(2) SSRI

選択的セロトニン再取り込み阻害薬(selective serotonin reuptake inhibitor；SSRI)は，優れた抗うつ作用・抗不安作用を認め，三環系抗うつ薬にみられるような心毒性や抗コリン作用が少ないことから，現在では抑うつに対する代表的薬剤として使用されている。主な副作用として，投与初期に眠気，悪心，食欲不振，不安，焦燥がみられることがあり，効果発現には2週間程度の時間を要する。フルボキサミンは代謝酵素であるチトクロム P450 (CYP) 1A2，CYP2C9，CYP2C19，CYP2D6，CYP3A4を，パロキセチンはCYP2D6を強く阻害することから，複数の薬剤が併用されることが多いがん患者ではこれらの相互作用が問題となる。セルトラリンはCYP阻害作用が比較的少ないことが知られており，がん患者の抑うつに対して相互作用の観点から推奨される。

また，エスシタロプラムはCYP2C19，CYP2D6，CYP3A4で代謝され，CYP2D6の阻害作用を認める。日本人の20％程度で認められるCYP2C19のpoor metabolizerの患者ではエスシタロプラムの血中濃度が上昇し，QT延長など重篤な副作用を発現する可能性があることには留意が必要である。

(3) SNRI

セロトニン・ノルアドレナリン再取り込み阻害薬(serotonin norepinephrine reuptake inhibitor；SNRI)は，SSRIに認められる抗うつや不安に対する作用に加えて意欲改善効果があるとされており，また三環系抗うつ薬同様に，下行性疼痛抑制系を賦活することで神経障害性疼痛の治療薬として使用される。主な副作用として，SSRI同様に悪心，食欲不振などが投与初期にみられることがある。また，排尿障害は特に注意が必要な副作用の一つである。

(4) NaSSA

ノルアドレナリン作動性・特異的セロトニン作動性抗うつ薬(noradrenergic and specific serotonergic antidepressant；NaSSA)のミルタザピンは，2009年に発売された比較的新しい抗うつ薬であり，優れた抗うつ作用を認め，効果発現が三環系抗うつ薬やSSRIをはじめとする他の抗うつ薬より早いとされる。主な副作用は，ヒスタミンH_1受容体遮断作用に伴う眠気や食欲増進である。眠気はふらつきや転倒などの原因となるため，就寝前に投与する必要がある。一方，食欲増進については，多くのがん患者では悪液質の進行に伴い食欲低下を認めるため，副作用がむしろ患者のメリットとなることも多い。

Lesson11　不安・抑うつに対応する

表4　主な抗うつ薬の体内動態

分類	一般名	商品名・規格[*1]	Tmax（時間）	$T_{1/2}$（時間）	代謝酵素[*2]	阻害酵素[*2]
三環系	アミトリプチリン塩酸塩	トリプタノール錠 10mg，25mg	データなし	31±13	**CYP2D6** CYP3A4 CYP2C19 CYP1A2	
三環系	ノルトリプチリン塩酸塩	ノリトレン錠 10mg，<u>25mg</u>	4.8±0.4	26.7±8.5	**CYP2D6** CYP2C19	
四環系	ミアンセリン塩酸塩	テトラミド錠 10mg，<u>30mg</u>	2.0±0.1	18.3±1.2	**CYP1A2** **CYP2D6** **CYP3A4**	
SSRI	パロキセチン塩酸塩	パキシルCR錠 10mg，<u>20mg</u>	5.05±1.22	14.35±10.99	**CYP2D6**	CYP2D6
SSRI	フルボキサミンマレイン酸塩	ルボックス錠 25mg，<u>50mg</u>，75mg	4.67±1.37	9.83±2.23	**CYP2D6**	**CYP1A2** **CYP2C19** CYP2C9 CYP2D6 CYP3A4
SSRI	塩酸セルトラリン	ジェイゾロフト錠 25mg，<u>50mg</u>，100mg	8.7±2.1	22.5±8.1	CYP2C19 CYP2C9 CYP2B6 CYP3A4	阻害能は低い
SSRI	エスシタロプラムシュウ酸塩	レクサプロ錠 10mg	3.8±0.4	27.7±7.5	**CYP2C19** CYP2D6 CYP3A4	CYP2D6
SNRI	ミルナシプラン塩酸塩	トレドミン錠 12.5mg，15mg，<u>25mg</u>，50mg	2.0±0.0	8.2±1.0		
SNRI	デュロキセチン塩酸塩	サインバルタカプセル <u>20mg</u>，30mg	7.5±1.4 食後単回	15.34±5.87	**CYP1A2** CYP2D6	CYP2D6
SNRI	ベンラファキシン塩酸塩	イフェクサーSRカプセル 37.5mg，75mg	6.0 未変化体	9.3±3.3 未変化体	**CYP2D6** CYP3A4	CYP2D6 弱い阻害
NaSSA	ミルタザピン	リフレックス錠 15mg レメロン錠 15mg	1.1±0.3	31.7±8.2	CYP1A2 CYP2D6 CYP3A4	阻害作用は弱い
その他	スルピリド	アビリット錠／カプセル 50mg ドグマチール錠／カプセル 50mg	2.42±0.29	6.1		

SSRI：選択的セロトニン再取り込み阻害薬
SNRI：セロトニン・ノルアドレナリン再取り込み阻害薬
NaSSA：ノルアドレナリン作動性・特異的セロトニン作動性抗うつ薬
＊1：複数規格ある場合は，下線の投与時のデータとする
＊2：**太字**は主な代謝酵素・阻害酵素

症例3 抗不安薬・抗うつ薬を服用中だが抑うつ・不安が増強。さらに不眠も

● 73歳男性，胃がん術後，骨髄異形成症候群

数年前から抑うつを認めていた。入院時にはややぼんやりしており，意思の疎通が困難であった。パロキセチン錠（パキシル®CR）とエチゾラム錠（デパス®）を服用しているが抑うつや不安が強くなり，不眠の訴えもあった。以前より不眠に対しブロチゾラムOD錠（レンドルミン®D）を1日1錠服用していたが，入院の数日前からは1錠を追加して1日2錠服用していた。

この時点での処方薬

パロキセチン錠（パキシル®CR）25mg	1回1錠　1日1回　夕食後
エチゾラム錠（デパス®）0.5mg	1回1錠　1日3回　毎食後
ブロチゾラムOD錠（レンドルミン®D）0.25mg	1回2錠　1日1回　就寝前

初回面談の患者「……はい」。質問に対し，返答までに時間を要する。クローズドクエスチョンにのみ「はい」「いいえ」で回答が可能であった。

> 🖊 不眠に対する薬物療法を再検討してください。

🔍 この症例の結果①

レンドルミン®Dは中止し，不眠および抑うつの改善を目的として，ミルタザピン錠（リフレックス®）15mgを1回1錠 1日1回 就寝前を開始した。

💡 ポイント

本症例はパキシル®CRやデパス®を服用することにより日中の返答までに時間を要するなどの症状がみられた。また，夜間不眠に対するレンドルミン®Dの増量も影響していた可能性があった。

リフレックス®は催眠作用が強いことから不眠に対しても効果が期待でき，ベンゾジアゼピン系薬によるせん妄のリスクを軽減できる。本症例も不眠が改善し，熟眠感を得られるようになった。ベンゾジアゼピン系薬のレンドルミン®Dを中止すると反跳性不眠が出現することがあるが，本症例はベンゾジアゼピン系薬のデパス®を服用していたため，その可能性は低いと考え，レンドルミン®Dは中止とし，実際に反跳性不眠はみられなかった。

面談2日目「夜は睡眠薬があれば眠れています。でもしんどいです…。やる気が出ません」。リフレックス®服用による睡眠効果が現れており，睡眠薬を追加で服用することなく睡眠の確保ができているが，抑うつは持続している。

Lesson11　不安・抑うつに対応する

この時点での処方薬

パロキセチン徐放錠 (パキシル®CR) 25mg	1回1錠	1日1回	夕食後
エチゾラム錠 (デパス®) 0.5mg	1回1錠	1日3回	毎食後
ミルタザピン錠 (リフレックス®) 15mg	1回1錠	1日1回	就寝前

> ✎ 抑うつに対する薬物療法を再検討してください。

🔍 この症例の結果②

NaSSAのリフレックス®はSSRIより効果発現が早いといわれているが，それでも効果発現には1週間程度を要する。本症例では抑うつの緊急性がそれほど高くないと考え，支持的な関わりを行いつつ，リフレックス®の服用を継続して効果発現を待つこととした。
面談5日目「夜も眠れています。睡眠薬を飲まなくても眠れるようになりました」。穏やかな表情で話された。レンドルミン®Dを中止しても，リフレックス®の服用を継続することで抑うつの改善と熟眠感が得られるようになった。後にパキシル®CRも減量，中止することが可能であった。

💡 ポイント

不眠の治療については，ここ数年で新しい機序の睡眠薬が使用可能となっているが，不眠の原因が抑うつの場合は催眠作用のある抗うつ薬を選択することも有効である。NaSSAであるリフレックス®はSSRIのパキシル®CRと比較し，悪心などの胃腸障害を生じにくく，抑うつに対する効果発現が早い。さらに，脳内のシナプス間隙におけるノルアドレナリン濃度を上げることで意欲改善効果も期待できる。眠気の副作用が出やすいため，不眠にも効果が期待できるが，CYP1A2，CYP2D6およびCYP3A4により代謝されるため薬物相互作用に注意が必要である。
本症例ではさらに睡眠リズムが整ったことで抑うつの改善も認められた。

症例4　痛みと呼吸困難が強くなり入院。神経質な性格で不安が強いという患者

○ 43歳女性，卵巣がん，縦隔リンパ節転移，鎖骨上リンパ節転移，前胸部皮膚転移

入院時は呼吸困難と不安の訴えを認めた。ブロチゾラム OD 錠（レンドルミン®D）と，不安時および呼吸困難時の頓用としてクロチアゼパム錠（リーゼ®）を服用していた。右前胸部から肩にかけて皮下に転移性の腫瘍を認め，一部自壊し出血や滲出液がみられた。皮膚転移の痛みに対しフェンタニル貼付剤（フェントス®），レスキュー薬としてフェンタニル舌下錠（アブストラル®）を使用していた。食欲もなく，日ごとに抑うつが強くなっていた。

この時点での処方薬

ブロチゾラム OD 錠（レンドルミン®D）0.25mg	1回1錠	1日1回	就寝前
クロチアゼパム錠（リーゼ®）5mg	1回1錠	不安時および呼吸困難時	
フェンタニル貼付剤（フェントス®）2mg	1日1回		
フェンタニル舌下錠（アブストラル®）100μg	1回1錠	1日2～3回	

初回面談時の患者「息苦しさがあります。リーゼ®は毎日飲みます。でも気分が沈んで，テレビも見る気になりません。食事も食べる気がしません。夜は薬でいったんは眠れますが，夜中に何度も目が覚めます」

> ✏ 抑うつの増悪に対する薬物療法を提案してください。

🔍 この症例の結果 ①

抑うつに対し，エスシタロプラム錠（レクサプロ®）10mgを1回1錠 1日1回 就寝前に開始した。

面談8日目「食事は7割くらい食べられています。夜もまあまあ眠れています」。SSRI開始8日目で抑うつはやや軽減しており，表情もやや穏やかになっている。

💡 ポイント

生命予後が月単位で期待できる場合は抗うつ薬の使用を考慮する場合もある。本症例の生命予後は1カ月以上と予測されていたが，意欲低下や抑うつが月ごとに増悪していったため，抗うつ薬の効果が期待できると考えた。レクサプロ®はSSRIに分類される抗うつ薬であるが，SSRIのなかでは比較的効果の発現が早く，抗不安作用も有する一方，離脱症候や注意すべき薬物相互作用が少ない。このため，月単位の予後が見込めるがん患者の抑うつに有効であることがある。

ただし，NaSSAを除いたほとんどの抗うつ薬に言えることであるが，最大効果発現には2週間以上かかるため，生命予後の短い患者への投与は不向きである。がん患者，特に

Lesson11　不安・抑うつに対応する

終末期の患者においては，生命予後を踏まえたうえで抗うつ薬のメリットおよびデメリットを検討し，投与を開始するべきである。

🔍 この症例の結果 ②

呼吸困難の原因として腫瘍による気管支の圧排を疑い，CTや内視鏡検査を行ったが異常は認めなかった。器質的には呼吸困難の原因となる所見を認めなかったことを本人に説明したところ，それ以降，呼吸困難を訴えることはなくなり，呼吸困難時に服用していたリーゼ®は服用せず経過した。

面談12日目「おかげさまで痛みはほとんどなくなりました。アブストラル®を飲む回数も減ったしうれしいです。リーゼ®はなくても大丈夫みたい。あれから飲んでいません。家にも帰れそうです」。リーゼ®服用中止による不安の出現はなし。痛みが軽減し，外出を積極的に希望するようになった。笑顔も多くみられるようになり，早期の退院を希望された。

💡 ポイント

本症例は不安，不眠，抑うつ，痛みが関係する症例であった。痛みが不安や抑うつに影響していた可能性も考えられた。対応として，痛みにはオピオイド，抑うつにはSSRI，不安が身体化した呼吸困難は適切な情報提供（器質的な問題がないことなど）により軽減した。

なお，本症例においてリーゼ®は頓用であったため自己にて中止となったが，定期投与の場合は漸減・中止する必要がある。

📖 参考文献

・American Psychiatric Association：DSM-5 精神疾患の分類と診断の手引．医学書院，2014
・日本緩和医療学会 緩和医療ガイドライン作成委員会・編：がん患者の呼吸器症状の緩和に関するガイドライン 2016年版．金原出版，2016
・恒藤　暁，他：緩和ケア エッセンシャルドラッグ 第4版．医学書院，2019

Lesson 12 高カルシウム血症に対応する

これだけは 押さえておこう

- 悪性腫瘍に伴う高Ca血症は悪性腫瘍の10〜20%に合併するとされ，生命を脅かしかねない病態の一つである。
- 高Ca血症は意識障害や高度の口渇，多飲・多尿で発見されることもあるが，ゆっくり進行した場合は症状が乏しいこともあるため，定期的にCa濃度を調べる意義は大きい。
- 低アルブミン血症では血清Ca濃度が本来より低値になるため，血清Ca濃度測定時はアルブミンも測定して補正する。
- 悪性腫瘍に伴う高Ca血症に対する薬物療法として，初期治療では生理食塩液の輸液と，ビスホスホネート製剤やデノスマブなどの投与が行われる。
- ビスホスホネート製剤は有効性が高いが効果発現まで時間がかかるため，特に重症患者で早期に効果を得たい場合はカルシトニン製剤を併用する。

Key word

悪性腫瘍に伴う高Ca血症，意識障害，脱水，ゾレドロン酸，ビスホスホネート製剤

悪性腫瘍に伴う高Ca血症（HCM）とは

　悪性腫瘍に伴う高カルシウム血症（hypercalcemia of malignancy；HCM）は，悪性腫瘍に起因してカルシウム（Ca）の電解質異常が生じた状態である。悪性腫瘍の10〜20%に合併するとされ，腫瘍随伴症候群（paraneoplastic syndrome）のなかでも頻度が高いもので，生命を脅かしかねない重大な病態の一つである。それゆえに，がんによるエマージェンシーや緩和ケアの症状マネジメントで取り上げられることが多い。通常，血中のCa濃度は8.5〜10.4mg/dLの範囲内で維持されており，この正常上限を超えている状態が高Ca血症と定義されている。

高Ca血症が起こるメカニズム

　血中Ca濃度は骨と血中Caとの動的な平衡によって調節されており，腎臓からのCa排泄や腸管

Lesson12 高カルシウム血症に対応する

からのCa吸収によっても変動する。骨は生体内に1〜2kg存在するCaの約99％の貯蔵庫であり、重度の高Ca血症は骨吸収の亢進によるものが大部分である。高Ca血症の90％以上は原発性副甲状腺機能亢進症もしくは悪性腫瘍が原因である。残りはビタミンD中毒や甲状腺機能亢進症、サルコイドーシス、長期臥床によるものなどであり、次の状態も原因となりうる。

・消化管からの喪失によるもの：下痢、嘔吐など
・腎からの喪失によるもの：利尿薬、浸透圧利尿など
・体腔液貯留によるもの：がん性腹膜炎、腸閉塞など
・薬剤によるもの：ビタミンD、ビタミンA、サイアザイド系利尿薬、炭酸リチウム、エストロゲンなど
・その他：飢餓、低栄養によるものなど

悪性腫瘍により高Ca血症を来す患者は全悪性腫瘍患者の1〜2割といわれているが、胃がん、大腸がん、小細胞肺がんでは高Ca血症の発現は少ない。前立腺がんでも高Ca血症の発現は少なく、骨転移の多いがん種で多いというわけではない。当然ながら、進行期や終末期では高頻度になり、高Ca血症を発症した患者の半数は1カ月以内に死亡するという報告もある[1]。

高Ca血症による症状

高Ca血症の症状は、**表1**に示すように非常に多種多様である[2]。有害事象共通用語規準（CTCAE）における高Ca血症の記載を**表2**に示した。Grade1程度では無症状であることが多く、Grade2になってくると平滑筋細胞が刺激されることで食欲低下や便秘といった消化器症状のほかに倦怠感などが出現してくる。Grade3では脱水や高Ca血症の悪循環（**表3**）により多尿、口渇、多飲、悪心・嘔吐といった症状が出現する。Grade4では意識障害や高度の脱水、腎機能障害が出現する。

表1　高Ca血症でみられる主な症状

部位	症状
全身性	倦怠感、筋力低下
消化器系	口渇、多飲、悪心・嘔吐、便秘、食欲不振、腹部拡散痛
腎・尿路系	尿濃縮力低下→多尿、腎不全
精神神経系	頭痛、集中力低下、記銘力低下、無気力、抑うつ、せん妄、人格変化、錯乱、傾眠、昏睡
循環器系	高血圧、脱水、不整脈、房室ブロック、QT短縮、徐脈、循環不全

表2　CTCAE v4.0による高Ca血症の評価

	補正Ca値	イオン化Ca値	状態
Grade 1	ULN〜11.5mg/dL	ULN〜1.5mmol/L	
Grade 2	11.5〜12.5mg/dL	1.5〜1.6mmol/L	症状がある
Grade 3	12.5〜13.5mg/dL	1.6〜1.8mmol/L	入院を要する
Grade 4	>13.5mg/dL	>1.8mmol/L	生命を脅かす
Grade 5	死亡		

ULN：施設基準値上限

表3　高Ca血症の悪循環

①腫瘍細胞から分泌される副甲状腺ホルモン関連タンパク（PTHrP）や破骨細胞活性化因子（OAF）により，破骨細胞の骨吸収や腎尿細管からのCa再吸収が亢進し，高Ca血症になる。高Ca血症により腎臓からのCa尿中排泄が促進され多尿になるが，多尿によって血液が濃縮され，高Ca血症はさらに悪化する。
②多尿が持続することで循環血液量が減少し，口渇や多飲が生じる。高Ca血症が進行し，食欲不振や悪心・嘔吐といった消化器症状や意識障害が出現すると飲水が困難となる。その結果，水分摂取量が低下することで高Ca血症はさらに悪化する。

急速かつ高度なCa濃度上昇によっては，意識障害を伴う高Ca血症クリーゼとよばれる状態になることもまれではなく，腎障害から死因にもなりうる。意識障害や高度の口渇，多飲・多尿などで発見されることもあるが，ゆっくりと進行した場合には症状が乏しいことがあるため，進行再発がんにおいては定期的に血清Ca濃度を調べることの意義は大きい。

🌿 HCM の分類と特徴

悪性腫瘍に伴う高カルシウム血症（HCM）は次の4タイプに分かれる。
・腫瘍随伴体液性高Ca血症（humoral hypercalcemia of malignancy；HHM）
・局所的な骨溶解による高Ca血症（local osteolytic hypercalcemia；LOH）
・活性型ビタミンD_3の産生に伴うHCM
・異所性副甲状腺ホルモン（PTH）の産生に伴うHCM
　このうち，HHM（80％程度）とLOH（20％程度）がHCMの大半を占めるとされる。

1.　腫瘍随伴体液性高Ca血症（HHM）

　扁平上皮がん（肺がん，食道がん，頭頸部がん），腎細胞がん，悪性リンパ腫（特に成人T細胞白血病／リンパ腫）が原因疾患となる。腫瘍細胞から副甲状腺ホルモン関連タンパク（PTHrP）が放出され，全身に作用することでHCMが引き起こされる。PTHrPは副甲状腺ホルモン（PTH）類似タンパクであるが，通常のPTHのようにネガティブフィードバックが働かず腫瘍細胞から無制御に分泌されるため，全身の骨に存在している破骨細胞で骨吸収が起こり，さらに腎臓からのCa再吸収も亢進するために血中Ca濃度は著明に上昇する。

2.　局所的な骨溶解による高Ca血症（LOH）

　乳がんや前立腺がんなどによる多発骨転移，もしくは多発性骨髄腫が原因疾患となる。多発骨転移の病変部に存在する腫瘍細胞およびその周囲の間質細胞群からはRANKL[*1]，TNF-α，MIP-1αといったサイトカインである破骨細胞活性化因子（OAF）が分泌され，周囲の骨に作用する。それにより腫瘍細胞周辺の破骨細胞の成熟や機能が亢進し，病変の局所での骨吸収作用が亢進する。これが全身の骨で同時多発的に生じることで高Ca血症を発症する。

[*1]：receptor activator of NF-κB ligand。骨芽細胞などの表面に存在する物質の一つであり，前破骨細胞の成熟や破骨細胞の骨吸収を促進する。

Lesson12　高カルシウム血症に対応する

🌿 HCM のアセスメントのポイント

1. 症状

　消化器症状や倦怠感，意識障害といった患者の徴候や病態，家族からの情報提供などから高Ca血症を疑い，血清Ca濃度を測定する。この際，必ずアルブミン（Alb）値も測定して補正する。口渇の有無，口腔粘膜の観察，皮膚乾燥，水のIn-Outバランス，意識の状態などから，脱水の有無についても同時に評価する。多発骨転移を有する場合などでは高Ca血症を意識して定期的に血清Ca濃度を測定し，変動を把握しておくことも必要である。

2. 検査所見

　AST，ALTの上昇は認めないがALPが上昇している場合は，骨吸収が亢進している可能性を考える。単純X線写真や骨シンチグラフィーにより骨転移や骨浸潤を調べる。

　さらにPTH，PTHrP，$1\alpha,25(OH)_2D_3$（カルシトリオール）といった生化学検査の結果に応じて，以下のように細分化して考える。

・HCMの場合，血中PTHが高値を示すことはまれであるため，血中PTHが上昇している場合は原発性副甲状腺機能亢進症を疑う。

・HHMとLOHの鑑別は腎原性のcAMP，PTHrPの測定により可能である。HHMでは血中PTHrP濃度および尿中cAMPが上昇しており[3]，LOHでは上昇しない。さらにLOHの場合は広汎な骨病変が存在することも決め手となる。

・悪性リンパ腫による高Ca血症で$1\alpha,25(OH)_2D_3$が高値の場合は，$1\alpha,25(OH)_2D_3$産生による高Ca血症と判断される。

　非常にまれではあるが，家族性低Ca尿性高Ca血症や異所性PTH産生腫瘍との鑑別も必要である。また，異所性PTH産生腫瘍と原発性副甲状腺機能亢進症は類似の生化学検査結果を示すことが多いが，エコー検査により副甲状腺に病変が認められる場合や高Ca血症が緩やかに進行している場合には，原発性副甲状腺機能亢進症と考えられる。

🌿 高 Ca 血症の検査方法

1. 血清 Ca 濃度

　一般生化学検査で測定可能であるが，低Alb血症では本来の濃度よりも低値となるため，高Ca血症を見逃してしまうこともある。がん患者では食事摂取量が低下しており，生体内におけるタンパク異化亢進によりAlbが低下する悪液質や，胸水や腹水などにAlbが移行している体液貯留がある場合には低Alb血症があるものと考えておく必要がある。血中では，イオン化しているCa^{2+}と，Albと結合しているCaは1：1の比率で平衡状態にあるため，4g/dL以下の低Alb血症ではAlbと結合しているCaの減少分を考慮して以下の補正式を用いる。

【血清 Ca 濃度の補正式】

補正血清Ca濃度［mg/dL］＝実測血清Ca濃度［mg/dL］＋｛4.0－血清Alb値［g/dL］｝

175

2. 血漿イオン化 Ca 濃度

血液ガスの測定により生物学的活性を有する Ca^{2+} そのものを調べることができるため，正確に評価することができるとされている。一方で，採取方法やpHの変化，また抗凝固薬の併用がある場合や重度の低Alb血症がある場合には測定誤差がありうる[4]。

3. その他

腎機能障害によるもの：BUN上昇，Cre上昇，eGFR低下
内分泌検査：血中PTH，活性型ビタミンD，血中PTHrP

🌿 HCM の治療方針

HCMは終末期がん患者に発現することが多いため，必ずしも全例に積極的に治療が必要というわけではない。仮に積極的に血中Ca濃度を低下させる治療を行ったとしても，必ずしも患者のQOLを改善させるものではない。治療を開始する前に生命予後や全身状態を把握し，本人や家族の希望を聞き取りしたうえで総合的に判断する。予後が厳しい場合には，高Ca血症の治療を行わずに自然に任せたほうが苦痛は少ないとする報告もある[5]。

また，がん患者においては，食事を低カルシウム食に変更することは無意味であるため行わない。エストロゲン製剤，ビタミンD製剤，カルシウム製剤，サイアザイド系利尿薬，炭酸リチウムを服用している場合は速やかに中止する。

🌿 HCM に対する薬物療法

1. 処方例

【骨吸収の抑制を目的として】
生理食塩液100mL＋ゾレドロン酸注（ゾメタ®）4mg 15分以上かけて点滴静注。再投与までは1週間以上あける
【骨吸収の抑制＋Caの排泄促進を目的として】
生理食塩液100mL＋エルカトニン注（エルシトニン®）40単位1時間以上かけて点滴静注
【Caの排泄促進＋脱水補正を目的として】
生理食塩液（脱水を補正する程度にとどめる）
【Caの排泄促進を目的として】
フロセミド注（ラシックス®）静注

2. 薬物治療のポイント

(1)初期治療

HCMを呈している患者は脱水を併発していることが多いため，初期治療では生理食塩液の輸液と，ビスホスホネート製剤であるゾレドロン酸やRANKL阻害薬であるデノスマブなどの薬物療法が行われる。通常，ゾレドロン酸は腎機能に応じて減量を行うが，高Ca血症治療では減量せず4mgを投与する。骨転移があって腎機能低下もあるがん患者では，腎機能に応じた用量調節の不

Lesson12　高カルシウム血症に対応する

表4　利尿薬によるCa排泄の違い

利尿薬の種類	作用部位	作用機序	Caの排泄
ループ利尿薬	ヘンレ係蹄上行脚	$Na^+/K^+/2Cl^-$共輸送体を阻害	排泄を促進する
サイアザイド系利尿薬	遠位尿細管	Na^+/Cl^-共輸送体を阻害	排泄を抑制する

要なデノスマブを投与されることもあるが，高Ca血症に対するデノスマブのエビデンスはビスホスホネート製剤に比べて乏しく，適応外使用となることにも留意する。治療中には血中Ca濃度の推移とともに腎機能や心機能も経時的に評価する必要がある。

　ゾレドロン酸による血清Ca濃度の低下効果発現までには2～3日を要し，その効果は1～2週間持続する。高Ca血症患者において効果が不十分な場合でも，再投与には1週間の間隔を空ける。

(2)カルシトニン製剤の併用

　有効性はビスホスホネート製剤が最も高いが，効果発現までに時間がかかることが欠点である。そこで効果発現までの数日間の対応もしくは緊急時にはカルシトニン製剤を併用する場合がある。高い効果が早期に得られるため，重度の場合にはむしろ併用すべきである。カルシトニン製剤は，直接破骨細胞に作用して破骨細胞の活性を低下させることで骨吸収を減少させる。効果は投与後数時間で認められることから速効性が期待できるが，一方でカルシトニン受容体のdown-regulationにより，数日間でエスケープ現象とよばれる効果の減弱が認められることが多い。ビスホスホネート製剤のように低Ca血症を引き起こすほどの作用もなく，2mg/dL程度の改善にとどまることがほとんどである。

(3)補液

　生理食塩液の補液は腎尿細管のヘンレ係蹄上行脚におけるCaの再吸収を抑制させることから，高Ca血症の悪循環を断ち切る目的で行われるが，脱水を補正する程度にとどめる。過去にはほかに有効な治療がなかったため3～4Lもの補液も行われていたが，終末期の患者においては心不全や浮腫，胸水や腹水への影響も懸念されるため，大量のナトリウム（Na）負荷は行われなくなってきている。ループ利尿薬もCaの排泄促進作用があるため併用されてきたが，ビスホスホネート製剤の登場によって積極的には使用されていない。なお，サイアザイド系利尿薬は，反対にCaの排泄を抑制するため使用しない（表4）。

症例1　体調不良で入院。縦隔リンパ節腫大，溶骨病変あり

● 78歳男性，非小細胞肺がん（扁平上皮がん），尿路結石の既往あり
外来でフォローされていたが，数週間前からの体調不良が増悪したため来院。CT画像上，縦隔リンパ節の腫大および腸骨に溶骨病変を認めた。

検査値

血清Ca	11.2mg/dL	血清Alb	2.5g/dL		
Ccr（Cockcroft-Gault式）		35.7mL/分		PTH-intact	13.6pg/mL

177

→ PTH過剰産生による高Ca血症は否定的。PTHrP産生腫瘍（頭頸部がん，肺がん，乳がんで多い）であるかどうかは，PTHrPのオーダーがなかったため不明。

✐ **この患者さんの状態をアセスメントしてください。**

✐ **高Ca血症に対してどのような薬物療法を提案しますか？**

🔍 **この症例の結果**

尿路結石の既往から，家族性低Ca尿性高Ca血症も疑ったが，補正Ca値は12.7mg/dL（CTCAEでGrade3）と実際にCaは異常高値を示していること，CTで溶骨病変を認めていることから，骨転移→骨吸収の亢進→高Ca血症と考え，ゾレドロン酸注（ゾメタ®）の投与を提案した。腎機能低下よりゾメタ®は3mgの減量開始でオーダーされたが，高Ca血症においては4mgの投与で問題ないことを添付文書にて確認。また，投与後2～3日目頃よりCa値は低下してくること，同時に低Ca血症が出現してくる可能性があることから，投与後4日目および7日目の血液検査を医師に提案した。

ゾメタ®は4mgへ修正後に投与され，補正Ca値は4日目には12.3mg/dL，7日目には10.0mg/dLと改善を認めた。

💡 **ポイント**

ゾメタ®の効能・効果は「悪性腫瘍による高Ca血症」と「多発性骨髄腫による骨病変および固形がん骨転移による骨病変」である。腎機能障害患者では血中濃度が増加するためクレアチニンクリアランス（Ccr）に応じて4mgより減量する必要があるが，高Ca血症治療では減量は行わない（ただし重篤な腎機能障害の場合は慎重投与）。

高Ca血症の治療では，高Ca血症→抗利尿ホルモン作用→多尿→脱水→Ca排泄低下→高Ca血症という前述の悪循環（vicious cycle）が存在するため，心不全や浮腫，胸水・腹水の有無を確認のうえ，Naを含む補液を行う必要がある。補液により脱水が補正された後には，ループ利尿薬を併用することでヘンレループからのCa再吸収を抑制し，尿中Ca排泄促進作用も期待できるが，前述のとおりビスホスホネート製剤登場後は積極的には使われていない。なお，サイアザイド系利尿薬は反対に腎尿細管Ca再吸収を促進してCa排泄を抑制するため使用しない。

本症例における介入のように，高Ca血症に対するゾメタ®の投与量は4mgであるから腎機能は無関係というわけではなく，しっかりと腎機能も評価することが重要である。また，骨修飾薬，補液，有効な利尿薬を提案するだけでなく，その作用機序や発現時期か

◥ **Lesson12　高カルシウム血症に対応する**

ら治療効果や副作用を確認するため，具体的な採血タイミングについても医師に提案することが求められる。

症例2　意識障害で救急搬送。傾眠傾向，脱水・腎機能低下あり

● 72歳女性，乳がん，骨転移あり，痛みなどの症状なし

外来化学療法を施行中の患者。補正Ca値は1週間の経過で9.8→10.2→14.8mg/dLと上昇し，意識障害にて救急車で来院された。呼びかけには開眼するが，全体的に傾眠傾向であった。脱水を認め，腎機能低下もあり。心不全は認めなかったため，生理食塩液1,500mL/日およびゾレドロン酸注（ゾメタ®）4mgがオーダーされた。

その他の検査値

血清Alb	3.3→3.1g/dL	Ht	44→58%
BUN	12.6→32.5mg/dL	Scr	0.84→1.25mg/dL

> 🖉 この患者さんの状態をアセスメントしてください。
>
> ....
> ....
>
> 🖉 この薬物療法について評価してください。
>
> ....
> ....

🔍 この症例の結果

BUNが上昇して脱水を認めるため，まずは生理食塩液の点滴，同時にループ利尿薬の投与も提案して開始された。ゾメタ®により血清Ca値が正常になるまでには5～6日を要するため，速効性のあるエルカトニン注（エルシトニン®）を主治医に提案。また，エルシトニン®は数日でエスケープ現象が生じること，ゾメタ®は投与後2～3日目頃よりCa値は低下してくるため，2日ごとに補正Ca値を確認し，改善を認めた時点でのエルシトニン®の中止を提案した。

その結果，生理食塩液100mL＋エルシトニン®40単位点滴静注 1日2回が開始され，同日にゾメタ®4mgも点滴静注された。補正Ca値は2日目には12.0mg/dL，4日目には9.4mg/dLと改善を認めたため，エルシトニン®は4日目の補正Ca値確認後に中止した。7日目の補正Ca値は9.2mg/dLであった。

💡 ポイント

意識障害などの神経症状は高Ca血症のスピードと程度に依存する。じわじわと上昇した

179

場合には，12mg/dL 程度まではあまり臨床症状はないが，急速に 12mg/dL を超えるような場合では不眠，興奮，傾眠，失見当識などの神経症状が出現する。本症例のような意識障害を認める場合には，原因の診断よりも先に，まず高 Ca 血症に対する治療を開始する。特に脱水を認めるような場合には生理食塩液の点滴（2〜4L/日）とフロセミドの投与を開始する。

高 Ca 血症による臨床症状としては，便秘，食欲不振，多尿，脱水，腎機能障害などがある。また，急激な Ca 濃度の上昇によって意識障害を伴う高 Ca 血症クリーゼを生じることも理解しておく必要がある。高 Ca 血症クリーゼでは血液透析療法も考慮される。

エルシトニン® は速効性であるが，連用により効果が減弱する（エスケープ現象）。エルシトニン® の作用機序としては，破骨細胞の受容体に働きかけ，骨から放出される Ca をブロックし，尿中の Ca 排泄を増加させる。効果の発現自体は非常に早いので，本症例のように急激に Ca を下げたいときには非常に有用である。

前述したように，ゾメタ® を高 Ca 血症治療で使用する場合は腎機能低下患者でも減量は行わない。また，血清 Ca 濃度の低下効果が現れるまで 2〜3 日を要する。治療中は血中 Ca 濃度に加えて腎機能や心機能もこまめにチェックする。

引用文献

1) Siddiqui F, et al：Hypercalcemia of malignancy #151. J Palliat Med, 13：77-78, 2010
2) Leyland-Jones B：Treatment of cancer-related hypercalcemia: the role of gallium nitrate. Semin Oncol, 30 (2 Suppl 5) :13-19, 2003
3) Wysolmerski JJ, et al：Hypercalcemia of malignancy: the central role of parathyroid hormone-related protein. Annu Rev Med, 45：189-200, 1994
4) Waterfield KE, et al：Ionized calcium in isolation may not detect all cases of symptomatic hypercalcaemia. Palliat Med, 19：431-432, 2005
5) Davidson TG：Conventional treatment of hypercalcemia of malignancy. Am J Health Syst Pharm, 58 (Suppl 3)：S8-S15, 2001

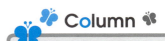

高 Ca 血症治療薬に関する最近の話題

　HCM に対する治療として，消化管からの Ca 吸収を抑制する作用に基づいて，過去には副腎皮質ステロイドを用いることもありました。しかし有効率も低いため，現在では用いられなくなってきています。一方，神経内分泌腫瘍による高 Ca 血症にはオクトレオチドが有効という症例報告があり，今後期待されていますが，高価という問題があります。

memo

Lesson 13 苦痛緩和のための鎮静

これだけは押さえておこう

・緩和医療における苦痛緩和のための鎮静とは，治療抵抗性の苦痛を緩和することを目的として鎮静薬を投与することとされる。

・鎮静の適応を判断するうえでは，①耐えがたい苦痛であること，②治療抵抗性の苦痛であることを評価する。

・苦痛緩和のための鎮静は間欠的鎮静と持続的鎮静に分類され，さらに持続的鎮静は調節型鎮静と持続的深い鎮静に分類される。

・間欠的鎮静にはミダゾラムやフルニトラゼパムの静脈注射を投与することが多く，注射剤の使用が難しい場合は坐剤を使用する。

・調節型鎮静には少量のミダゾラムを使用する。導入時は0.5〜1mg/時で持続皮下・静注を開始し，必要ならば投与開始時に0.5〜1mg程度の早送りを行う。

Key word

苦痛緩和のための鎮静，治療抵抗性，意思決定，持続的鎮静，間欠的鎮静，ミダゾラム

苦痛緩和のための鎮静とは

　終末期がん患者の臨死期には，標準的治療では緩和困難な耐えがたい苦痛が出現し，死が近づくほど増強することが多い。できるだけ最期のときまで患者の意識が清明に保たれた状態で，周りの人と十分にコミュニケーションを図れることが望まれるが，実際には意識を保ったままでは身体症状を緩和することが難しくなるケースが少なくない。

　日本緩和医療学会の「がん患者の治療抵抗性の苦痛と鎮静に関する基本的な考え方の手引き」（以下，手引き）によれば，緩和医療における苦痛緩和のための鎮静（sedation）とは，治療抵抗性の苦痛を緩和することを目的として鎮静薬を投与することとされている。ここでの鎮静薬とは，中枢神経に作用し興奮を鎮静するミダゾラム（注射剤），フルニトラゼパム（注射剤），ジアゼパム（坐剤），ブロマゼパム（坐剤），フェノバルビタール（注射剤，坐剤）と具体的な薬剤名で定義されている[1]。

Lesson13 苦痛緩和のための鎮静

持続的深い鎮静と積極的安楽死の違い

持続的深い鎮静（後述）と積極的安楽死は，意図，方法，成功した場合の結果という3点で区別することが可能である（**表1**）。

海外では，安楽死とは積極的安楽死を指す。積極的安楽死は医師の処置により患者の死をもたらすもので，その意図は患者の死亡による苦痛緩和である。その方法は致死性薬物（カリウム製剤，筋弛緩薬など）の投与で，その結果，患者の死亡により苦痛が緩和される。一方，持続的深い鎮静が意図するものは意識レベルの低下による患者の苦痛緩和であり，その方法は十分な鎮静効果をもたらすだけの鎮静薬の投与である。その結果，さまざまな症状による苦痛が緩和される。すなわち，積極的安楽死と持続的深い鎮静は明らかに違うもので，医療行為としても異なるものである[1)-3)]。

どのような患者が鎮静の対象となるか

鎮静の適応となりうるのは，せん妄をはじめとしたさまざまな苦痛である（**表2**）。適応を判断するうえでは，①耐えがたい苦痛であること，②治療抵抗性の苦痛であることを評価する必要がある。前者の「耐えがたい苦痛」については以下の2点を評価する。

・患者自身が耐えられないと明確に表現する

あるいは

・患者が表現できない場合は，患者の価値観や考えを踏まえて耐えられないと想定される苦痛

また，治療抵抗性の苦痛とは以下のように手引きで定義されている。

・患者が利用できる緩和ケアを十分に行っても患者の満足する程度に緩和することができないと考えられる苦痛[1)]

治療抵抗性について評価する際は，医療チームで患者の状態を判断したうえで，治療可能な要

表1 持続的深い鎮静と積極的安楽死の相違点

	持続的深い鎮静	積極的安楽死
意図	意識を下げることによる苦痛の緩和	患者の死亡による苦痛の緩和
方法	深い鎮静をもたらす鎮静薬の投与	致死量の薬物の投与
成功した場合の結果	苦痛の緩和	患者の死亡

〔日本緩和医療学会 緩和医療ガイドライン統括委員会・編：がん患者の治療抵抗性の苦痛と鎮静に関する基本的な考え方の手引き 2018年版，金原出版，p89, 2018 より〕

表2 苦痛緩和のための鎮静の対象になりうる苦痛

①せん妄（認知症に伴うせん妄など，臓器不全を伴わないせん妄は除く）
②呼吸困難
③精神的苦痛
④激しい痛み
⑤嘔吐
⑥その他（痒み，出血など）

〔日本緩和医療学会 緩和医療ガイドライン統括委員会・編：がん患者の治療抵抗性の苦痛と鎮静に関する基本的な考え方の手引き 2018年版，金原出版，pp65-66, 2018 より〕

183

因について，原因治療，対症療法，寄与因子それぞれを検討することが重要である。また，治療抵抗性かどうか不明瞭な場合は，期間を限定して苦痛緩和に有効な可能性がある治療を行うこと（time-limited trial）を検討する。

🌿 鎮静の意思決定はどのようにして行われるか

1. 患者の意思決定を尊重する

　意思決定に際しては，患者本人の意思を尊重することが重要である。家族とも十分に話し合い，医療者間での意見の一致にも十分留意し，慎重に行わなければならない[4]。鎮静を検討する際は，第一にその目的が苦痛緩和にあることを医療従事者が明確に認識する必要があり，そのうえで患者の意思を一番に尊重する[1,2]。

　患者に意思決定能力がない場合は，患者が希望することが何かを推測する。すなわち，患者が以前表明していた意思や価値観を踏まえて，現在の状態であれば患者が何を希望するか医療従事者が家族など患者の価値観を理解している人とともに検討する。このとき家族に期待される役割は，患者の意思を推測することであり，家族がすべての意思決定の責任を負うわけではないこと，意思決定については医療チームが責任を共有することに注意したい[1]。

2. 鎮静の開始をチームで判断する

　鎮静開始の意思決定が主治医の判断だけで行われないように注意する必要がある。鎮静は単なる治療行為であるだけでなく，患者・家族への全人的なケアを含めた医療行為であるからである。安易な鎮静の歯止め役を担うのがチーム医療であり，チームで責任を共有して鎮静の開始を検討することが重要である。多職種が同席するカンファレンスなどで常に話し合い，複数の視点から意見を求めるようにし，鎮静がパターン化しないように心がける。

　この際には患者の苦痛が治療困難で耐えがたいものであることもチーム内で再確認したい[1,2,5]。苦痛緩和のための鎮静は，相応性，医療者の意図，患者・家族の意思，チームによる判断の4条件をすべて満たした場合に倫理的に妥当と考えられる（**表3**）。

表3　持続的な鎮静薬の投与を行う要件

A. 相応性	苦痛緩和を目指すいろいろな選択肢のなかで，鎮静が相対的に最善と判断される
B. 医療者の意図	1）鎮静を行う意図が苦痛緩和であることを医療チームが理解している 2）鎮静を行う意図からみて適切な薬剤，投与量，投与方法が選択されている
C. 患者・家族の意思	1）患者 ①意思決定能力がある場合：益，害について必要な情報を知らされたうえでの鎮静を希望する明確な意思表示がある ②患者に意思決定能力がない場合：患者の価値観，以前に表明していた意思に照らし合わせ，当該状況で鎮静を希望するであろうことが合理性をもって推定できる 2）家族がいる場合には家族の同意があることが望ましい
D. チームによる判断	1）医療チームの合意がある。多職種が同席するカンファレンスを行うことが望ましい 2）意思決定能力，苦痛の治療抵抗性および予測される患者の生命予後について判断が困難な場合は適切な専門家にコンサルテーションをすることが望ましい

〔日本緩和医療学会 緩和医療ガイドライン統括委員会・編：がん患者の治療抵抗性の苦痛と鎮静に関する基本的な考え方の手引き 2018年版．金原出版，p64，2018より〕

● Lesson13　苦痛緩和のための鎮静

症例1　呼吸困難が強く，経口摂取量も低下している患者

● 75歳男性，非小細胞肺がん，肺内多発転移，がん性リンパ管症

現病歴

診断より経過2年の治療抵抗性非小細胞肺がん。肺内多発転移，がん性リンパ管症による呼吸不全があり，入院前はO₂ 3L在宅酸素療法を行っていた。不可逆性がん悪液質の状態，全身衰弱によるるい痩が著明，下腿浮腫・下肢筋力低下も著明。ADLはポータブルトイレに介助で移動するのがやっとで，嚥下力低下により飲食時のむせ・せき込みも多く，経口摂取は2割程度だった。トイレへの介助も難しくなり，不安になった家族の希望で入院した。

現治療

入院後，呼吸困難緩和のためベタメタゾン（リンデロン®）4mg静注，モルヒネ12mg/日 持続皮下注射を開始。1週間前より発熱，喀痰量の増加を認め，誤嚥に伴う感染症が疑われたため絶飲食となった。経口剤はすべて中止し，1,000mL/日の点滴，抗菌薬投与を開始したが，投与3日目には体の向きを変えるだけでも呼吸困難が増強するようになったため，O₂吸入は15Lリザーバーマスクまで増量した。

その後，モルヒネ持続皮下注射は30mg/日まで増量。呼吸困難時はレスキューとしてモルヒネ注3mg 1日6回程度の追加投与とした。モルヒネ注の追加投与により患者は一時的に穏やかになるものの，1時間後には安静状態でも呼吸困難を訴える。睡眠は不十分だが，呼吸抑制が心配で医師は睡眠薬を処方していなかった。

患者は症状が落ち着いているときから「もう命が短くなってもいいから，最期は苦しくないようにしてほしい」と主治医，薬剤師，看護師に何度も訴えた。もともと治療には積極的だったが，今回，呼吸困難の出現により「とてもつらいのでずっと眠れるようにしてほしい，早く逝かせてほしい」と大きな声で言うほどつらい状態だった。入院前は週単位の予後予測だったが，この1週間で急激に症状が悪化している。

家族背景

妻と2人暮らし。長女・長男は遠方に在住，面会は週末のみ。

🔍 この症例の結果

呼吸困難の出現により「とてもつらいのでずっと眠れるようにしてほしい，早く逝かせてほしい」と訴えていること，日を増すごとに少しの労作でも呼吸困難に陥り，レスキュー投与でも状態が改善しないことを考慮すると，耐えがたい苦痛であると評価できる。また酸素投与やモルヒネ，副腎皮質ステロイドといった治療がすべて呼吸困難の緩和に無効であることから，治療抵抗性の苦痛と考えられる。そのため医療チームでの評価も治療抵抗性と考えられた。

意思決定については，症状が進行する前から患者自ら意思を伝えることができており，「（命が短くなってもいいから）苦しくないようにしてほしい」，「ずっと眠れるようにしてほしい」などと訴えていた。このため患者は鎮静開始に同意していると医療チームは考えた。しかし，家族それぞれの思いが違ったりする場合には，家族間で話し合ってもらい，

医療スタッフ側もその話し合いを支援することが重要である。

> 💡 **ポイント**
>
> 【治療抵抗性の苦痛の評価】モルヒネ持続皮下注射を増量後，患者の訴えやレスキューの使用回数などにより呼吸困難が改善されているか検討する。また，呼吸困難に対してほかに提案できる薬剤を検討し医療チームに提案する。
>
> 【患者の希望に関する情報収集】薬剤師も日頃の面談のなかで，患者の意思，訴え（苦しくないように，ずっと眠れるように…など）をとらえ，カルテに記録し他職種と共有する。

鎮静の分類と選択のポイント

苦痛緩和のための鎮静は，間欠的鎮静と持続的鎮静に分類され，さらに持続的鎮静は調節型鎮静（後述）と持続的深い鎮静に分類される（図1，表4）。

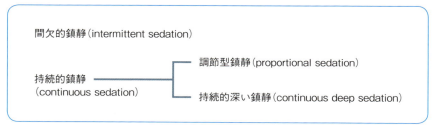

図1 苦痛緩和のための鎮静の分類

〔日本緩和医療学会 緩和医療ガイドライン統括委員会・編：がん患者の治療抵抗性の苦痛と鎮静に関する基本的な考え方の手引き 2018年版．金原出版，p9，2018 より〕

表4 鎮静の分類の定義

間欠的鎮静		鎮静薬によって一定期間（通常は数時間）意識の低下をもたらした後に鎮静薬を中止して，意識の低下しない時間を確保しようとする鎮静
持続的鎮静	苦痛に応じて少量から調節する鎮静（調節型鎮静）	苦痛の強さに応じて苦痛が緩和されるように鎮静薬を少量から調節して投与すること
	深い鎮静に導入して維持する鎮静（持続的深い鎮静）	中止する時期をあらかじめ定めずに，深い鎮静状態とするように鎮静薬を調節して投与すること

〔日本緩和医療学会 緩和医療ガイドライン統括委員会・編：がん患者の治療抵抗性の苦痛と鎮静に関する基本的な考え方の手引き 2018年版．金原出版，p10，2018 より〕

間欠的鎮静（intermittent sedation）に用いる薬剤の特徴

間欠的鎮静は「鎮静薬によって一定期間（通常は数時間）意識の低下をもたらした後に鎮静薬を

Lesson13　苦痛緩和のための鎮静

中止して，意識の低下しない時間を確保しようとする鎮静」[1]と定義されている。

　間欠的鎮静にはミダゾラムやフルニトラゼパムの静脈注射を投与することが多く，注射剤の使用が難しい場合は坐剤を使用する。間欠的鎮静に用いる際の各薬剤の特徴を解説する。

1. ミダゾラム（ドルミカム®注射剤）

　持続静脈内または持続皮下投与として0.5～1mg/時で開始する。開始時には0.5～1mg早送りしてもよい[1]。

　具体的にはミダゾラム10mgを生理食塩液50～100mLに溶解し，患者の状態を観察しながら投与量の調節を行う。開始時は患者の状態にあわせて急速滴下し，その後適切な意識状態を維持できるように持続点滴する。

　ミダゾラムの特徴は，水溶性のため他剤と混注が可能で，皮下注射や静脈注射に使用できることである。また，消失半減期が1.8～6.4時間と短いため調節しやすい[1]。長期投与では耐性が生じやすく[6]，また投与後に離脱症候（退薬症候）を生じるときもある。医療従事者による評価ではミダゾラムの使用で98%の患者において苦痛が緩和された[7]という報告もあり，鎮静薬として最も使用されている。しかし，わが国では苦痛緩和のための鎮静の保険適用がないため，使用時は注意が必要である。

2. フルニトラゼパム（サイレース®注射剤）

　持続静脈内投与として0.1～0.2mg/時で開始し，患者の状態を観察しながら投与量を調節する。またはフルニトラゼパム0.5～1mgを生理食塩液100mLに溶解し30分で緩徐に点滴静注する。中止しても鎮静効果が持続するため，入眠後は投与をいったん中止することが原則である。また，消失半減期はミダゾラムよりも長いため，持続投与は行わない[1], [5], [8]。

3. 坐剤による鎮静の方法

　苦痛緩和のための鎮静を坐剤投与により行う方法は確立されていないが，注射デバイスがすぐに使用できない在宅緩和ケアなどではブロマゼパム，ジアゼパム，フェノバルビタール坐剤が使用される。

　ブロマゼパム坐剤は1.5～3mg/回，ジアゼパム坐剤は4～6mg/回，フェノバルビタール坐剤は50～200mg/回を投与し，必要時は追加投与する。

　消失半減期は，ブロマゼパム坐剤が約23時間，ジアゼパム坐薬が約35時間，フェノバルビタール坐薬が約70時間と長い。そのため，症状を観察しながら必要時に投与する。特にフェノバルビタール坐薬は作用時間が長く，即効性はなく連用すると蓄積するため，間欠的鎮静には適していない場合がある[1], [9], [10]。

▌▌ 症例1のつづき

　現在の全身状態について主治医から患者・家族に説明があり，緩和困難な苦痛であること，鎮静以外の方法では苦痛の緩和が得られないことも説明された。妻は，本人の苦しさを見ているともう眠るしかないと感じている。長女，長男にもそのことを話したが，家

族のなかでも意見が食い違い鎮静を躊躇し，医療従事者は困っている様子。

長女は，「鎮静により話ができなくなるなんてつらい。でも苦しそうだから，どうしてあげたらいいのかわからない」とのこと。長男は「起きなくなるなんて受け入れられない。週末には病院に行けるから，それまでは眠らさないでほしい」と希望している。

🔍 この症例の結果

主治医は医療チームとのディスカッション後，妻，長女，長男に対して，鎮静の方法と患者への影響，また鎮静の目的は苦痛の緩和であることを説明したうえで，間欠的鎮静を開始することを提案。フルニトラゼパム（サイレース®）1mgを点滴静注し，間欠的鎮静を開始した。前回増量したモルヒネ持続皮下注射30mg/日はそのまま継続。間欠的鎮静後，苦痛は軽減され，患者は遠方の長女・長男と会話する時間ももつことができた。しかし，今後はレスキュー投与や間欠的鎮静を行っても呼吸困難の軽減が困難になっていくことが予想されたため，その際は持続的鎮静が必要になること，それにより間欠的鎮静よりもさらにコミュニケーションがとりづらくなることが主治医から説明された。

💡 ポイント

【鎮静方法の提案】家族は鎮静の施行に躊躇しており，特に長男は「眠らせないでほしい」と希望している。本来は持続的鎮静を考慮する状態でもあったが，家族の精神的つらさに配慮し，間欠的鎮静の施行を提案した。鎮静開始後は，薬剤の使用量，副作用の発現状況，苦痛の有無や程度についても確認し，患者の状態にあわせて鎮静効果の評価を継続して行うことが重要である。

🌿 持続的鎮静とは

　持続的な鎮静薬の投与を行うには，前述した相応性，医療者の意図，患者・家族の意思，チームによる判断が要件としてあげられる（表3）。

　鎮静方法を選択する際は，苦痛を緩和できる範囲で，意識レベルや身体機能に与える影響が最も少ない鎮静を優先するため，一般的には調節型鎮静を優先して行う（表5）。ただし，患者の苦

表5　持続的鎮静の2つの方法のメリットとデメリット

	メリット	デメリット
調節型鎮静	コミュニケーションできる可能性がある	苦痛緩和が十分に得られない可能性がある
持続的深い鎮静	確実な苦痛緩和が得られる可能性が高い	コミュニケーションできなくなる（意図されている）

原則的には調節型鎮静を優先し考慮し，持続的深い鎮静の使用は限定的である。

〔日本緩和医療学会 緩和医療ガイドライン統括委員会・編：がん患者の治療抵抗性の苦痛と
鎮静に関する基本的な考え方の手引き 2018年版，金原出版．p19，2018より〕

Lesson13　苦痛緩和のための鎮静

痛が著しく強く，治療抵抗性が明らかな場合や，予測される患者の生命予後が数時間～数日以内であることが確実で，かつ患者・家族の希望が明らかであり，副作用のリスクを許容できる状況であり，調節型鎮静では苦痛が緩和されない可能性が高いと判断される場合は，持続的深い鎮静が最初に選択される場合もあると考えられる[1), 5)]。

1. 調節型鎮静（proportional sedation）に用いる薬剤の特徴

調節型鎮静は「苦痛の強さに応じて苦痛が緩和されるように鎮静薬を少量から調節して投与する鎮静」を指す[1)]。患者の意識レベルではなく，苦痛の強さを指標として鎮痛薬の投与量を調節する。

主に少量のミダゾラムを使用する。苦痛の強さは苦痛の評価指標であるSupport Team Assessment Schedule（STAS）[11)]を使用し1～2以下を目標とする（**表6**）。導入時はミダゾラム0.5～1mg/時で持続皮下・静注を開始し，必要ならば投与開始時に0.5～1mg程度の早送りを行ったうえで，苦痛緩和が得られているか15～30分ごとに全身状態の評価を行う。さらに必要であれば0.5～1mg程度の早送りを行う。

維持期は数時間ごとに評価を行い，必要に応じて増量，減量，中止を行う[1)]。

2. 持続的深い鎮静（continuous deep sedation）に用いる薬剤の特徴

持続的深い鎮静とは，「中止する時期をあらかじめ定めずに，深い鎮静状態とするように鎮静薬を調節して投与すること」と定義されている。開始時より深い鎮静に導入して維持する鎮静であり，意識レベルの低下を指標として鎮静薬の投与速度を調節する。

手引きでは，ミダゾラムが持続的深い鎮静に用いる第一選択薬であり，強く推奨されている。ミダゾラムが有効でない場合はフェノバルビタール注射剤を，注射剤の使用が難しい場合はフェノバルビタール坐剤，ジアゼパム坐剤，ブロマゼパム坐剤が代替薬となる[1)]。

(1) ミダゾラム（ドルミカム®注射剤）

導入時はローディングドーズ（最初の数時間）として3～5mg/時で持続皮下・静脈内注射を開始する。緊急を要する場合は2～5分ごとに評価し，必要に応じて0.5～1mg早送りを行い，また投与速度を30～50%増量し，総量は2～3mg程度を目安にして15～30分ごとに評価をする。目標の鎮静レベルに到達後は投与速度を1/2～1/3に減量（ローディングの終了）とする。

表6　Support Team Assessment Schedule（STAS）日本語版 症状版

症状が患者に及ぼす影響
0…なし
1…時折，断続的。患者はいま以上の治療を必要としない。 　　（現在の治療に満足している，介入不要）
2…中等度。時に悪い日もあり，日常生活動作に支障を来すことがある。 　　（薬の調節や何らかの処置が必要だが，ひどい症状ではない）
3…しばしばひどい症状があり，日常生活動作や集中力に著しく支障を来す。 　　（重度，しばしば）
4…ひどい症状が持続的にある。 　　（重度，持続的）

〔Miyashita M, et al : Palliat Support Care, 2 : 379-385, 2004 より〕

維持期は数時間ごとに評価を行い，必要に応じて増量，減量，中止または十分な苦痛緩和が得られた場合は調節型鎮静に移行する[1]。ミダゾラムは投与期間と投与量が有意に相関することから，長期投与は耐性を生じる可能性が示唆されている。そのため，予後の限られた患者の鎮静に用いることを推奨する報告がある[6]。

(2)フェノバルビタール（フェノバール® 注射剤）

ミダゾラムが有効でない場合にはフェノバルビタールを25mg/時で皮下注射を行う。投与開始時に50〜100mgの皮下注射を行ってもよい。維持量は通常15〜50mg/時間とする[1]。目標とする鎮静レベルに到達後は減量する。

脂溶性のため蓄積性があり，いったん鎮静効果が得られると覚醒までの時間がかかるため，間欠的鎮静には適さないと考えられる。

(3)坐剤による鎮静の方法

坐剤投与は調節がしにくく効果が不安定なため，ミダゾラム注射剤，フェノバルビタール注射剤が使用できず，ほかに手段がない場合のみ使用する。

1回の投与量は間欠的鎮静時と同量で，ブロマゼパム坐剤は1.5〜3mg/回，ジアゼパム坐剤は4〜6mg/回，フェノバルビタール坐剤は50〜200mg/回を患者の状態をみながら定期的に1日2〜3回投与する[1]。

🌿 鎮静開始後の評価とケア

鎮静開始後は，苦痛の程度，意識水準，有害事象，鎮静以外の苦痛緩和の可能性，病態の変化，家族の希望の変化について定期的に評価を行う（**表7**）。苦痛が緩和され，かつ意識の低下，有害事象が最も少なくなるように投与量を漸増・漸減する。評価は基本的には，目標とする鎮静に到達していない場合は15〜30分間に1回以上，目標が達成されている場合は数時間ごとに行う。

鎮静中の患者・家族へのケアは，鎮静開始前と同じように苦痛症状の緩和を第一として継続されるべきである（**表8**）。

家族へのケアに関しては，鎮静を行うことにより最期に出現する苦痛を緩和することはできるが，同時にコミュニケーションをとることが難しくなる場合もあり，心の準備ができるように説明するとともに，つらい思いを傾聴することが大切である。

表7 鎮静開始後の継続的な評価項目

苦痛の程度：Support Team Assessment Schedule（STAS）を使用。苦痛の言語的訴え，表情，体動をもとに他社評価が可能
意識水準：Richmond Agitation-Sedation Scale（RASS）を使用。日常的な看護ケアの範囲内での言語的刺激に対する反応，身体的刺激に対する反応をもとに評価する。意識水準の評価のために痛覚刺激を加える必要はない
有害事象：精神症状（せん妄など），呼吸抑制（呼吸数，呼吸パターンの急激な変化など），舌根沈下，誤嚥，循環抑制について評価する
鎮静以外の苦痛緩和の手段，病態，家族の希望

〔日本緩和医療学会 緩和医療ガイドライン統括委員会・編：がん患者の治療抵抗性の苦痛と鎮静に関する基本的な考え方の手引き 2018年版，金原出版，p80, 2018より〕

Lesson13 苦痛緩和のための鎮静

表8 鎮静中の患者・家族へのケア

1. 声かけや環境整備
2. 不快な症状の出現を注意深く観察
3. 鎮静効果の評価を患者・家族とともに話し合う
4. 口腔・眼のケア，清拭，排泄，褥瘡ケアに関しては，患者・家族の意思および治療目的（苦痛緩和）からみた患者の益と害を判断の基準として行う

〔日本緩和医療学会 緩和医療ガイドライン統括委員会・編：がん患者の治療抵抗性の苦痛と鎮静に
関する基本的な考え方の手引き 2018年版，金原出版，p81 2018 より〕

　最期まで患者に付き添う家族の存在の意味と価値を十分見出すことができるように援助していく。また，患者の苦痛緩和を第一に考えていることをはっきり伝え，つらい選択の責任を医療従事者がともに担おうとする姿勢も大切である。

症例1のつづき

間欠的鎮静を開始したが，鎮静の切れ目に再び強い呼吸困難が出現するようになった。予後は日にち単位（1週間以内）と予測され，主治医から家族にもその説明がなされた。本人は「うとうと」する状態で苦痛を和らげることを希望している。

この症例の結果

長男・長女が付き添う時間も長くなったことで，本人の苦痛の程度を理解されるようになっていた。また，患者とのコミュニケーションも難しくなってきた。
間欠的鎮静では呼吸困難の緩和が難しくなったため，患者の希望を確認したうえで，持続的深い鎮静による苦痛緩和が必要と医療チームでは評価した。持続的深い鎮静について家族に説明し同意を得たのち，ミダゾラム注（ドルミカム®）0.5mg/時 持続皮下注射を開始した。徐々に増量し40mg/日で適切な鎮静が得られた。

ポイント

・本症例では間欠的鎮静による呼吸困難の緩和が難しくなったため，ドルミカム®による持続的鎮静を医療チームに提案する。
・鎮静が開始されると，患者の厳しい状態のもとで薬剤師として患者・家族とどのように接したらよいかわからず，気兼ねして訪室しにくいという声も聞くが，使用している薬剤や投与量の調節について家族に説明するなど，鎮静開始前と同じように関わりを保つ。
・患者・家族に対するケアを理解し，鎮静開始後の薬剤の用量，不快な症状出現の観察，鎮静効果の評価を状態にあわせて行う。
【家族に対するケア[1]】
・家族の心配や不安を傾聴し，悲嘆や身体的・精神的つらさ（鎮静決定後の心の揺れなど）に対する支援を行う。特に，家族が患者のためにできること（そばにいる，声をかける，手足にやさしく触れる，好きだった音楽を流すなど）をともに考える。

・経過に従って必要とされる情報（患者の状態，苦痛の程度，予測される変化など）を十分に提供する。特に，他の手段について十分に検討し施行したが有効ではないこと，鎮静によって生命が短縮する可能性は一般的に少ないこと，鎮静を浅くする（中止する）ことも可能であることを伝えていく。

※手引きの各項目を満たすかどうかを判断することだけが医療チームの役割ではないことを十分認識したい。手引きの各項目を十分検討することを通じて，患者・家族と互いの理解を深めあい，ともに困難な過程をわかちあうことが重要である[1]。

鎮静に関して知っておきたいその他のポイント

1. 鎮静を行うための安全確保

鎮静施行において必要な安全性の確保として，手引きでは以下の3つをあげている[1]。

> 1）医療チームの合意があること。多職種とのカンファレンスを行うことが望ましい。
> 2）意思決定能力，苦痛の治療抵抗性，予測される患者の予後について判断が困難な場合には，適切な専門家へコンサルテーションすることが望ましい。
> 3）診療録への記載（鎮静を行った目的，医学的根拠，治療のプロセス，意思決定過程，説明と同意，鎮静薬の投与量・投与方法など）を行うこと。

2. 鎮静の有効性と副作用

日本の緩和ケア専門病棟21施設において，ガイドラインに沿って持続的深い鎮静が行われた終末期がん患者102例を対象とした多施設前向き観察的研究では，鎮静により83％の患者で苦痛症状の緩和が得られた。その一方，呼吸抑制や循環抑制（血圧低下）を20％の患者で認め，致死的な状態に陥ったのは3.9％であった。呼吸抑制や循環抑制はせん妄を呈した患者において，せん妄の程度が強かった患者ほど有意に多く認められた[12]。このように，鎮静により比較的安全性を保ちつつ高い割合で苦痛を緩和することが可能になると考える。

3. オピオイドの使用

オピオイドは，手引きでは持続的深い鎮静のための主たる方法としては推奨されていない。オピオイドが意識の低下をもたらす作用は弱いとされており，また蓄積により神経過敏性を生じうると考えられているからである。ただし，痛みや呼吸困難を緩和するためには有効であるため，併用してもよいとされている[1]。

Lesson13　苦痛緩和のための鎮静

引用文献

1) 日本緩和医療学会 緩和医療ガイドライン統括委員会・編：がん患者の治療抵抗性の苦痛と鎮静に関する基本的な考え方の手引き 2018年版. 金原出版, 2018

2) 日本緩和医療学会・編：専門家をめざす人のための緩和医療学. 南江堂, 2014

3) Verkerk M, et al：A national guideline for palliative sedation in the Netherlands. J Pain Symptom Manage, 34：666-670, 2007

4) 池永昌之, 他：死亡直前における末期癌患者の耐え難い苦痛にいかに対処するか? 鎮静の必要性. 死の臨床, 18：48-53, 1995

5) 柏木哲夫, 他・監, 池永昌之, 他・著：緩和ケアマニュアル 第5版. 最新医学社, 2007

6) Morita T, et al：Correlation of the dose of midazolam for symptom control with administration periods: the possibility of tolerance. J Pain Symptom Manage, 25：369-375, 2003

7) Cowan JD, et al：Terminal sedation in palliative medicine: definition and review of the literature. Support Care Cancer, 9：403-407, 2001

8) 池永昌之：緩和医療関連ガイドラインの行間を読む：苦痛緩和のための鎮静に関するガイドライン. 薬局, 65：20-24, 2014

9) 森田達也：緩和治療薬の考え方, 使い方. 中外医学社, 2014

10) 松倉　誠, 他：フェノバルビタールナトリウム坐剤の臨床薬物動態学的検討. 小児科臨床, 34：1703-1707, 1981

11) Miyashita M, et al：Reliability and validity of the Japanese version of the Support Team Assessment Schedule (STAS-J). Palliat Support Care, 2：379-385, 2004

12) Morita T, et al：Efficacy and safety conducted on specialized therapy: A Multicenter, prospective, observational study conducted on specialized palliative care units in Japan. J Pain Symptom Manage, 30：320-328, 2005

索 引

英数字

$1\alpha,25(OH)_2D_3$	175
5-HT$_4$受容体	105
addiction	33
Barriers Questionnaire	31
baseline pain	44
Bristol Stool From Scale	114
Cancer Fatigue Scale	128
Child-Pugh スコア	53
CO_2	49
Cockcroft-Gault 式	144
Confusion Assessment Method (CAM)	143
Constipation Assessment Scale (CAS)	114
continuous deep sedation	189
CRP	132
CYP1A2	169
CYP2B6	52, 91
CYP2C19	166
CYP2D6	47, 50, 82, 91, 169
CYP3A4	50, 52, 91, 105
down-regulation	177
drug-induced extrapyramidal symptoms scale (DIEPSS)	153
Glasgow Prognostic Score (GPS)	132
H$_1$受容体遮断作用	166
H$_2$受容体拮抗薬	19
intermediate metabolizer	47
intermittent sedation	186
J-RIGID study	127
Memorial Delirium Assessment Scale (MDAS)	143
Mini-Mental State Examination	143
the National Institute for Health and Clinical Excellence (NICE)	145
non-steroidal anti-inflammatory drugs (NSAIDs)	14, 15
number needed to harm (NNH)	87
number needed to treat (NNT)	87
Numerical Rating Scale (NRS)	12, 100
N-デスメチルトラマドール (M2)	92
opioid-induced constipation (OIC)	113
OraVescent	75
O-デスメチルトラマドール (M1)	48, 92
Palliative Prognostic Index (PPI)	132
poor metabolizer	47, 166
proportional sedation	189
proteolysis-inducing factor (PIF)	134

QT 延長	166
RANKL	174
——阻害薬	176
rapid-onset opioid (ROO)	55, 65
short-acting opioid (SAO)	55, 65
Stevens-Johnson 症候群	82
Support Team Assessment Schedule (STAS)	189
time-limited trial	184
TNF-α	174
UDP-グルクロン酸転移酵素 (UGT)	90
Visual Analogue Scale (VAS)	100, 114
WHO 方式がん疼痛治療法	46
WHO 方式三段階除痛ラダー	46
γ-アミノ酪酸 (GABA)	33
μ オピオイド受容体	34, 48, 51

和 文

あ

アーガメイト®	125
アカシジア	151
悪液質	131, 175
悪性腫瘍に伴う高カルシウム血症 (HCM)	172
悪性腸腰筋症候群	85
アスピリン喘息	24
アスピリン不耐症	24
アセチルコリン	105
アセトアミノフェン	14, 16
アセリオ®	16, 22
アブストラル®舌下錠	67, 74
アリピプラゾール	102
アルカリホスファターゼ (ALP)	175
アルコール	159
——性肝硬変	24
アルダクトン®	96
アルブミン (Alb)	132, 175

い

イーフェン®バッカル錠	67
意識障害	140, 173, 179
意思決定	184
異所性PTH産生腫瘍	175
痛みの自己評価	40
痛みの包括的評価	13
一次的倦怠感	128

索引

胃腸障害 ································· 169
溢流性便秘 ······························· 113
意欲改善効果 ··························· 166
医療用麻薬 ························· 32, 33

う

うつ病 ································· 155

え

エイコサペンタエン酸 ··············· 134
栄養管理 ······························· 132
エスケープ現象 ······················· 177
エスシタロプラム ····················· 166
エリスロマイシン ····················· 105
エルカトニン ······················ 176, 180
エルシトニン® ····················· 176, 180
エロビキシバット ····················· 120
延髄 ···································· 102
塩類下剤 ······························· 117

お

嘔吐中枢 ······························· 102
オキシコドン ··················· 50, 91, 93
オキシコンチン® TR ··················· 93
オキシモルフォン ················· 50, 91
オクトレオチド ···················· 86, 123
悪心 ······························ 57, 166
悪心・嘔吐 ················· 37, 100, 123
オピオイド ······························· 159
　──が効きにくい痛み ·················· 78
　──スイッチング ················· 58, 121
　──に対する誤解 ····················· 33
　──の外来導入 ······················· 40
　──の副作用 ···················· 37, 52
　──の薬物動態 ······················· 90
　──の用量調節 ······················· 55
　──誘発性便秘症（OIC） ············· 113
オランザピン ·············· 57, 102, 136, 144

か

外来 ···································· 73
化学受容器引き金帯（CTZ） ··········· 102
過活動型せん妄 ······················· 136
下行性疼痛抑制系 ················· 48, 166
家族性低カルシウム尿性高カルシウム血症 ··· 175
家族へのケア ··························· 190
活性型ビタミン D3 ····················· 174
カフェイン ······························· 159
カルシウム濃度の補正式 ··············· 175
カルシトニン受容体 ··················· 177
カルシトニン製剤 ····················· 177

カルシトリオール ····················· 175
カルバマゼピン ························· 82
肝機能障害（または肝障害） ··· 22, 53, 94, 120
肝クリアランス ···················· 49, 50
間欠的鎮静 ····························· 186
肝細胞壊死 ····························· 22
換算目安表 ····························· 50
患者・家族 ····························· 30
患者の意識レベル ····················· 189
がん性腹膜炎 ··························· 96
肝臓 ···································· 49
がん対策に関する世論調査 ············· 30
肝代謝能 ······························· 53
浣腸剤 ································· 120
がんの痛みの原因 ····················· 44
漢方薬 ································· 81

き

キシロカイン® ························· 96
機能性便秘 ····························· 113
求心性神経 ····························· 105
胸水 ··································· 177
恐怖 ··································· 158
局所的な骨溶解による高カルシウム血症（LOH） ··· 174

く

グアニル酸シクラーゼ C 受容体 ········· 120
クエチアピン ···················· 102, 144
クエン酸 ······························· 75
苦痛緩和のための鎮静 ················· 182
苦痛の強さ ····························· 189
グリセリン浣腸 ························· 120
クリンダマイシン ····················· 162
グルクロン酸抱合 ············· 50, 90, 109
クレアチニンクリアランス ············· 92
クロチアゼパム ························· 110
クロライドチャネル ··················· 119

け

経口避妊薬 ····························· 159
経直腸的処置 ···················· 113, 120
軽度の痛み ····························· 12
経皮吸収型製剤 ························· 50
傾眠 ··································· 60
下血・吐血 ····························· 25
下剤 ··································· 116
ケタミン ······························· 85
ケタラール® ··························· 85
血液透析 ······························· 93
血液脳関門 ························ 105, 120
血小板機能障害 ························· 24

195

下痢 ･･････････････････････････････ 19
幻覚 ･･････････････････････････････ 52
倦怠感 ･･････････････････････ 128，173
原発性副甲状腺機能亢進症 ･･････ 173，175

こ

高アンモニア血症 ･････････････････ 82
抗うつ薬 ･･････････････････････ 82，165
口渇 ････････････････････････ 107，173
高カリウム血症 ･･･････････････････ 125
高カルシウム血症 ･････････････････ 149
　　──クリーゼ ･･････････････････ 174
交感神経刺激薬 ･･･････････････････ 159
口腔カンジダ症 ･･･････････････････ 134
抗痙攣薬 ･･･････････････････････････ 82
抗コリン作用 ･･･････････････ 107，166
交差耐性 ･･･････････････････････････ 51
甲状腺機能亢進症 ･････････････････ 173
抗精神病薬 ･･･････････････････････ 151
抗ドパミン作用 ･･･････････････････ 153
抗ヒスタミン薬 ･･･････････････････ 107
抗不整脈薬 ･････････････････････････ 82
高プロラクチン血症 ･･･････････････ 102
高マグネシウム血症 ･･･････････ 57，117
コキシブ系薬剤 ･･･････････････････ 28
呼吸困難 ････････････････････ 163，170
呼吸抑制 ･･････････ 49，52，151，192
骨吸収 ･････････････ 88，173，174，176
骨髄抑制 ･･･････････････････････････ 82
骨粗鬆症 ･･･････････････････････････ 88
骨転移痛 ･･･････････････････････････ 88
コデイン ･･･････････････････････････ 46
混合性疼痛 ･････････････････････････ 57

さ

サイアザイド系利尿薬 ･････････････ 177
サイクリック AMP（cAMP） ･･････ 175
サイレース® ･･･････････････････････ 187
坐剤 ････････････････････････ 120，187
サムスカ® ･････････････････････････ 97
酸化マグネシウム ･････････････････ 125
三環系抗うつ薬 ･･･････････････････ 166
サンドスタチン® ･･････････････････ 86

し

ジアゼパム ･････････････････ 160，187
シクロオキシゲナーゼ（COX） ･･････ 15
　　──2選択性 ･･･････････････････ 16
自己代謝誘導 ･･････････････････ 62，91
持続痛 ･････････････････････････････ 44
持続的鎮静 ･･･････････････････････ 186

持続的深い鎮静 ･･･････････････ 183，189
ジプレキサ® ･････････････････ 57，104
嗜癖 ･････････････････････････････ 33
宿便 ･･････････････････････････････ 113
出血傾向 ･･･････････････････････････ 24
腫瘍細胞 ･･･････････････････････････ 174
腫瘍随伴症候群 ･･･････････････････ 172
腫瘍随伴体液性高カルシウム血症（HHM） ･･･････ 174
受容体リサイクリング ･････････････ 50
循環抑制 ･･･････････････････････････ 192
消化管 ･･･････････････････････････ 105
　　──運動亢進薬 ･･･････････ 105，136
　　──障害 ･････････････････････ 19
　　──分泌抑制薬 ･･･････････････ 123
　　──閉塞 ･･･････････････････････ 86
消化器症状 ･･････････････････ 50，173
焦燥感 ･･･････････････････････････ 163
障壁 ･･････････････････････････････ 30
初回通過効果 ･･･････････････････････ 67
食欲増進作用 ･･･････････････ 132，166
食欲不振 ････････････････････ 129，166
侵害受容性疼痛 ･･･････････････････ 45
心窩部の痛み ･･･････････････････････ 18
腎機能 ･･･････････････････････････ 178
腎機能障害（または腎機能低下） ･･ 20，53，92
神経障害性疼痛 ･･･････ 45，78，80，166
神経症状 ･･･････････････････････････ 180
心血管系障害 ･･･････････････････････ 28
腎臓 ･････････････････････････ 20，49
身体依存 ･･･････････････････････････ 33
浸透圧性下剤 ･･･････････････ 116，117
心不全 ･････････････････････････････ 177
心理的配慮 ･････････････････････････ 32

す

推算糸球体濾過速度（eGFR） ･･････ 144
水素体ケトン体 ･･･････････････････ 51
錐体外路症状 ･･･････････････ 102，151
睡眠薬 ･･･････････････････････････ 169
ステロイド（または副腎皮質ステロイド）･･･ 123，132，159
　　──による副作用 ･･･････････････ 135
スピリチュアルペイン ･････････････ 165
スピロノラクトン ･････････････････ 96
スペシャルポピュレーション ･･･････ 90

せ

精神依存 ･･･････････････････････････ 33
制吐薬 ･･････････････････････ 124，153
　　──の予防投与 ･･･････････････ 37
生命予後 ･･･････････････････････････ 34
生理食塩液 ･････････････････････････ 176

索 引

咳中枢 ・・・・・・・・・・・・・・・・・・・・・・・・・・・・・・・・・・ 47
積極的安楽死 ・・・・・・・・・・・・・・・・・・・・・・・・・・・ 183
セレコキシブ ・・・・・・・・・・・・・・・・・・・・・・・・ 16, 28
セレコックス® ・・・・・・・・・・・・・・・・・・・・・・・・・・・ 16
セロトニン・ノルアドレナリン再取り込み阻害薬(SNRI)
・・・・・・・・・・・・・・・・・・・・・・・・・・・・・・・・・・・・・ 82, 166
セロトニン5-HT$_3$受容体 ・・・・・・・・・・・・・・・ 102
セロトニン再取り込み阻害作用 ・・・・・・・ 48, 50
漸減法 ・・・・・・・・・・・・・・・・・・・・・・・・・・・・・・・・・ 132
漸増法 ・・・・・・・・・・・・・・・・・・・・・・・・・・・・・・・・・ 132
選択的セロトニン再取り込み阻害薬(SSRI) ・・・ 166
疝痛 ・・・・・・・・・・・・・・・・・・・・・・・・・・・・・・・ 86, 124
前庭器 ・・・・・・・・・・・・・・・・・・・・・・・・・・・・・・・・・ 107
蠕動運動 ・・・・・・・・・・・・・・・・・・・・・・・・・・・・・・ 105
センノシド ・・・・・・・・・・・・・・・・・・・・・・・・・・・・ 118
せん妄 ・・・・・・・・・・・・・・・・・・・・・・・・・・・・・・・・・ 140
　——のサブタイプ ・・・・・・・・・・・・・・・・・・・ 141
前立腺肥大症 ・・・・・・・・・・・・・・・・・・・・・・・・・ 107

そ

側坐核 ・・・・・・・・・・・・・・・・・・・・・・・・・・・・・・・・・・ 33
即効型オピオイド(ROO) ・・・・・・・・・・・・ 55, 65
　——の製剤的特徴 ・・・・・・・・・・・・・・・・・・・・ 75
ソマトスタチン ・・・・・・・・・・・・・・・・・・・・・・・・・ 86
ゾメタ® ・・・・・・・・・・・・・・・・・・・・・・ 150, 176, 178
ゾレドロン酸 ・・・・・・・・・・・・・・・・・・ 150, 176, 178

た

体液貯留 ・・・・・・・・・・・・・・・・・・・・・・・・・・・・・・ 175
耐性 ・・・・・・・・・・・・・・・・・・・・・・・・・・・・・・・・・・・ 187
体性痛 ・・・・・・・・・・・・・・・・・・・・・・・・・・・・・・・・・・ 45
大腸刺激性下剤 ・・・・・・・・・・・・・・・・・・・ 116, 119
タイトレーション ・・・・・・・・・・・・・・・・・・・・・・ 66
大脳皮質 ・・・・・・・・・・・・・・・・・・・・・・・・・・・・・・ 109
大麻 ・・・・・・・・・・・・・・・・・・・・・・・・・・・・・・・・・・・ 159
退薬症候 ・・・・・・・・・・・・・・・・・・・・・・・・・・ 33, 159
耐えがたい苦痛 ・・・・・・・・・・・・・・・・・・・・・・・ 183
脱水 ・・・・・・・・・・・・・・・・・・・・・・・・ 96, 124, 175
多尿 ・・・・・・・・・・・・・・・・・・・・・・・・・・・・・・・・・・・ 173
多発肝転移 ・・・・・・・・・・・・・・・・・・・・・・・・・ 54, 174
多発性骨髄腫 ・・・・・・・・・・・・・・・・・・・・・・・・・ 174
タペンタドール ・・・・・・・・・・・・・・・・・・・・・ 50, 92
タペンタドール-O-グルクロニド ・・・・・・・・・ 50
ダラシン®S ・・・・・・・・・・・・・・・・・・・・・・・・・・・・ 162
炭酸ガス ・・・・・・・・・・・・・・・・・・・・・・・・・・・・・・・ 75
短時間作用型オピオイド(SAO) ・・・・・・ 55, 65
胆汁酸 ・・・・・・・・・・・・・・・・・・・・・・・・・・・・・・・・・ 120
タンパク結合 ・・・・・・・・・・・・・・・・・・・・・・・ 50, 93
タンパク質 ・・・・・・・・・・・・・・・・・・・・・・・・・・・・・ 96
　——分解誘導因子(PIF) ・・・・・・・・・・・・・ 134

ち

チアプリド ・・・・・・・・・・・・・・・・・・・・・・・・・・・・ 144
チェーン・ストークス呼吸 ・・・・・・・・・・・・・・ 49
遅発性ジスキネジア ・・・・・・・・・・・・・・・・・・・ 154
中毒性肝障害 ・・・・・・・・・・・・・・・・・・・・・・・・・・ 22
中脳辺縁系 ・・・・・・・・・・・・・・・・・・・・・・・・・・・・・ 33
調節型鎮静 ・・・・・・・・・・・・・・・・・・・・・・・・・・・・ 189
腸閉塞 ・・・・・・・・・・・・・・・・・・・・・・・・・・・・ 116, 123
治療抵抗性の苦痛 ・・・・・・・・・・・・・・・・・・・・・ 183
治療日記 ・・・・・・・・・・・・・・・・・・・・・・・・・・・・・・・ 41
鎮咳(または鎮咳作用) ・・・・・・・・・・・・・ 47, 49
鎮静系抗うつ薬 ・・・・・・・・・・・・・・・・・・・・・・・ 145
鎮静の適応 ・・・・・・・・・・・・・・・・・・・・・・・・・・・・ 183
鎮静の副作用 ・・・・・・・・・・・・・・・・・・・・・・・・・ 192
鎮痛耐性 ・・・・・・・・・・・・・・・・・・・・・・・・・・・ 34, 50
鎮痛補助薬 ・・・・・・・・・・・・・・・・・・・・・・・・・・・・・ 78
　——選択のフローチャート ・・・・・・・・・・・ 79
鎮痛薬使用の原則 ・・・・・・・・・・・・・・・・・・・・・・ 46
鎮痛薬の分類 ・・・・・・・・・・・・・・・・・・・・・・・・・・ 46

て

低アルブミン血症 ・・・・・・・・・・・・・・・・・・・・・・ 50
低栄養 ・・・・・・・・・・・・・・・・・・・・・・・・・・・・・・・・・ 22
低活動型せん妄 ・・・・・・・・・・・・・・・・・・・・・・・ 155
低カリウム血症 ・・・・・・・・・・・・・・・・・・・・・・・・ 97
低酸素血症 ・・・・・・・・・・・・・・・・・・・・・・・・ 52, 143
定時投与 ・・・・・・・・・・・・・・・・・・・・・・・・・・・・・・・ 34
低タンパク血症 ・・・・・・・・・・・・・・・・・・・・・・・・ 96
デキサメタゾン ・・・・・・・・・・・・・・・・・・・・・・・ 123
テトラサイクリン系薬 ・・・・・・・・・・・・・・・・・ 126
デノスマブ ・・・・・・・・・・・・・・・・・・・・・・・・・・・・ 176
テバイン ・・・・・・・・・・・・・・・・・・・・・・・・・・・・・・・ 50
デュロキセチン ・・・・・・・・・・・・・・・・・・・・・・・・ 82
電解質異常 ・・・・・・・・・・・・・・・・・・・・・・・・・・・・ 149

と

糖尿病 ・・・・・・・・・・・・・・・・・・・・・・・・ 57, 102, 144
トータルペイン ・・・・・・・・・・・・・・・・・・・・・・・・ 32
突出痛 ・・・・・・・・・・・・・・・・・・・・・・・・・・・・・・・・・ 64
ドパミンD$_2$受容体 ・・・・・・・・・・・・・・・・ 102, 151
ドパミン神経 ・・・・・・・・・・・・・・・・・・・・・・・・・・ 33
トラマドール ・・・・・・・・・・・・・・・・・・・・・・・ 48, 92
トルバプタン ・・・・・・・・・・・・・・・・・・・・・・・・・・ 97
ドルミカム® ・・・・・・・・・・・・・・・・・・・・・・ 187, 189
トロンボキサン(TX) ・・・・・・・・・・・・・・・・・・・ 15
ドンペリドン ・・・・・・・・・・・・・・・・・・・・・・・・・ 105

な

内臓痛 ・・・・・・・・・・・・・・・・・・・・・・・・・・・・・・・・・ 45
ナトリウム値 ・・・・・・・・・・・・・・・・・・・・・・・・・・ 97

ナトリウム負荷 ································ 177
ナルデメジン ······························· 120
ナルラピド® ································· 69
ナロキソン ·································· 53
軟便傾向 ···································· 114

に

二次的倦怠感 ······························· 128
ニューキノロン系薬 ························· 126
尿中未変化体排泄率 ····················· 51, 92
認知症 ······································ 155

ね

熱源 ·· 151
眠気 ··························· 38, 60, 107, 166

の

脳転移 ······································ 60
濃度依存性肝障害 ···························· 23
ノバミン® ································ 37, 57
ノルアドレナリン再取り込み阻害作用 ······· 48, 50
ノルアドレナリン作動性・特異的セロトニン作動性抗うつ薬
　（NaSSA） ································ 166
ノルオキシコドン ······················· 50, 91
ノルフェンタニル ······················· 50, 91

は

排尿障害 ···································· 166
排便習慣 ···································· 114
白金製剤 ···································· 82
破骨細胞 ···································· 174
　——活性化因子（OAF） ················· 174
長谷川式簡易知能評価スケール ·············· 143
発熱 ·· 151
速放製剤 ···································· 65
バリア ···································· 30, 43
バルプロ酸ナトリウム ······················ 82
パロキセチン ······························· 166
ハロペリドール ························ 102, 144
半減期 ······································ 52
反跳性不眠 ································· 168

ひ

非オピオイド鎮痛薬 ····················· 14, 18
ビサコジル ································· 120
非ステロイド消炎鎮痛薬（NSAIDs） ······· 14, 15, 18
ビスネスホネート製剤 ··············· 84, 88, 176
ビスホスホネート関連顎骨壊死 ··········· 84, 88
ヒスロンH® ································ 136
ビタミンB$_{12}$製剤 ······················· 81
ビタミンD中毒 ····························· 173

非定型抗精神病薬 ············· 57, 102, 104, 153
ヒドロモルフォン ···················· 51, 69, 92
ヒドロモルフォン-3-グルクロニド ········· 51, 92

ふ

不安 ·· 158
　——を引き起こす要素 ····················· 159
フェノチアジン系抗精神病薬 ················ 102
フェノバール® ······························ 190
フェノバルビタール ···················· 187, 190
フェンタニル ··········· 34, 50, 65, 75, 91, 124
　——貼付剤 ······························· 151
不穏症状 ···································· 141
副甲状腺ホルモン（PTH） ·················· 174
　——関連タンパク（PTHrP） ············· 174
腹水 ·· 95
　——穿刺 ································· 96
　——濾過濃縮再静注法（CART） ··········· 96
腹側被蓋野 ································· 33
腹痛 ·· 123
腹部膨満 ···································· 123
服薬説明のポイント ························· 32
浮腫 ······························ 95, 123, 177
　——の原因 ······························· 98
不随意運動 ································· 151
ブスコパン® ································ 86
ブチルスコポラミン ···················· 86, 123
ブチロフェノン系抗精神病薬 ················ 102
不眠 ···························· 145, 168, 169
プルゼニド® ································ 118
フルニトラゼパム ··························· 187
フルボキサミン ····························· 166
プロクロルペラジン ···················· 37, 102
プロゲステロン製剤 ························· 136
プロスタグランジン（PG） ·················· 15
フロセミド ······························ 96, 176
ブロチゾラム ······························· 168
プロトンポンプ阻害薬 ······················ 19
ブロマゼパム ······························· 187

へ

ベタナミン® ································ 136
ベタメタゾン ······························· 123
ペモリン ···································· 136
ペロスピロン ·························· 102, 144
ベンゾジアゼピン系薬 ······················ 159
ベンゾジアゼピン受容体作動薬 ·············· 145
ベンゾジアゼピン系抗不安薬 ··········· 109, 160
便秘 ···································· 38, 112
扁平上皮がん ······························· 174
ヘンレ係蹄上行脚 ·························· 177

索 引

ほ

補液 ………………………………… 177
骨 ………………………………… 173
ポリエチレングリコール製剤 ……… 117
ポリスチレンスルホン酸カルシウム … 125

ま

マグネシウム ……………………… 117
　——製剤 ……………………… 125
マグミット® ……………………… 125
末梢神経障害 ……………………… 81
末梢性μオピオイド受容体拮抗薬（PAMORA）…… 120
麻薬及び向精神薬取締法 …………… 33
麻薬指定 …………………………… 48
麻薬中毒 …………………………… 33
慢性便秘症 ………………………… 117

み

ミソプロストール ………………… 19
ミダゾラム ………………… 187, 189
ミルタザピン ……………… 166, 168

む

ムスカリン受容体 ………………… 123
むずむず脚症候群 ………………… 154

め

メイラックス® …………………… 162
メサドン ………………… 51, 60, 91
　——とモルヒネの換算比 ………… 62
メチルフェニデート ………… 38, 159
メチルプレドニゾロン …………… 132
メトクロプラミド ………… 105, 124
メドロキシプロゲステロン ……… 136

も

モサプリド ………………………… 105
モチリン …………………………… 105
モビコール® ……………………… 117
モルヒネ ………………… 48, 65, 90
モルヒネ-3-グルクロニド（M-3-G）… 49, 90, 144
モルヒネ-6-グルクロニド（M-6-G）… 49, 90, 144
モルヒネクリアランス …………… 96

や

薬剤性せん妄 ……………………… 147
薬物性肝障害 ……………………… 22
　——の作用機序 ………………… 23
薬物相互作用 …………… 86, 125, 169

ゆ

有害事象共通用語規準（CTCAE）…… 173
輸液（または輸液量）………… 124, 132

よ

溶骨病変 …………………………… 177
予期性の悪心・嘔吐 ……………… 109
抑うつ ……………………………… 165
予測可能な突出痛 ………………… 66
予測不可能な突出痛 ……………… 67

ら

ライト食 …………………………… 134
ラクツロース ……………………… 117
ラシックス® ……………… 96, 176
ラメルテオン ……………………… 145

り

リーゼ® …………………………… 110
リスパダール® …………………… 57
リスペリドン ……… 57, 102, 144
離脱症候（または退薬症候）… 33, 159
リタリン® ………………………… 38
リドカイン ………………………… 96
　——クリアランス ……………… 96
リナクロチド ……………………… 120
利尿薬 ……………………………… 97
リバウンド現象 …………………… 93
リフレックス® …………………… 168
緑内障 ……………………………… 107

る

ループ利尿薬 ……………………… 177
ルビプロストン …………………… 119

れ

レスキュー薬 ……………… 34, 65, 70
　——の自己管理 ………………… 74
レンドルミン®D ………………… 168

ろ

ローディングドーズ ……………… 189
ロゼレム® ………………………… 145
ロフラゼプ酸エチル ……………… 162
ロラゼパム ………………………… 109

199

基本的知識と症例から学ぶ
がん緩和ケアの薬の使い方

定価　本体3,200円（税別）

2019年6月20日　発　行
2021年5月10日　第2刷発行

編　集　　岡本 禎晃　荒井 幸子
　　　　　おかもと よしあき　あらい さちこ

発行人　　武田 正一郎

発行所　　株式会社 じ ほ う

　　　　　101-8421　東京都千代田区神田猿楽町1-5-15（猿楽町SSビル）
　　　　　電話 編集　03-3233-6361　販売　03-3233-6333
　　　　　振替　00190-0-900481
　　　　＜大阪支局＞
　　　　　541-0044　大阪市中央区伏見町2-1-1（三井住友銀行高麗橋ビル）
　　　　　電話　06-6231-7061

©2019　　　　　　　組版　クニメディア(株)　　　印刷　(株)日本制作センター
Printed in Japan

本書の複写にかかる複製，上映，譲渡，公衆送信（送信可能化を含む）の各権利は
株式会社じほうが管理の委託を受けています。

JCOPY ＜出版者著作権管理機構 委託出版物＞
本書の無断複製は著作権法上での例外を除き禁じられています。
複製される場合は，そのつど事前に，出版者著作権管理機構（電話 03-5244-5088，
FAX 03-5244-5089，e-mail：info@jcopy.or.jp）の許諾を得てください。

万一落丁，乱丁の場合は，お取替えいたします。
ISBN 978-4-8407-5200-8